ACTES NOIRS
série dirigée par Manuel Tricoteaux

NAGER SANS SE MOUILLER

DU MÊME AUTEUR

ALLER SIMPLE, Moisson rouge-Alvik, 2009 ; Babel noir, n° 38, 2010.

Titre original :
Matar y guardar la ropa

ISBN 978-2-7427-9246-7

CARLOS SALEM

Nager sans se mouiller

roman traduit de l'espagnol par
Danielle Schramm

ACTES SUD

A mes enfants, Africa et Nahuel.

A la famille Belin-Arbizu (ou vice versa),
mon port d'attache à Paris.

Et à Sébastien Rutés, auteur admiré et ami admirable.

Vous savez quoi ? Ne vous vexez pas, mais vous êtes fatigué de vous supporter.

OSVALDO SORIANO,
Una sombra ya pronto serás.

1

Les miroirs de l'ascenseur nous répètent à l'infini et créent une multitude de clones à partir des quatre personnes qui l'occupent. C'est un ascenseur moderne, comme l'immeuble, et il y a un instant, quand nous sommes montés, l'homme au complet bleu et moi, au quatorzième étage, ces images m'ont rappelé un truc de fête foraine, un truc cruel, car, au lieu de nous déformer, l'excellente qualité optique des miroirs nous renvoie une parfaite image de nous-mêmes. Et ça fait mal.

Au douzième étage, la cabine s'est arrêtée et la femme et sa photocopie en réduction sont entrées, la même arrogance en deux tailles différentes. La Mère (parce que c'était une Mère avec majuscule) explique à sa fille ce qu'elle doit et ne doit pas faire quand elles viennent voir papa dans son bureau. Elle allonge le mot bureau après m'avoir regardé, car ce qu'elle voit confirme ma condition de sous-fifre probable du respectable papa. Elle voit un homme approchant de la quarantaine, moustache anachronique et cheveux plaqués pour cacher une éventuelle calvitie. Un homme un peu voûté, comme s'il attendait le prochain coup ou se remettait du dernier.

Pas pathétique.
Juste banal.
Un homme qui aurait pu être pas mal si au lieu de cette expression bovine et bonasse il avait montré un peu plus de fierté, une pointe d'ambition, une étincelle de gaieté.
Je porte un complet gris pas trop usé encore. En fait, je ne l'ai mis qu'une douzaine de fois. Mais on voit bien que, comme moi, il s'est prématurément affaissé. Pour cette raison, la Mère, qui s'écrie que la petite a oublié quelque chose dans le bureau de papa, me regarde comme si elle se disait que ma fatigue médiocre d'employé probable d'une de ces entreprises n'est rien en comparaison de ce que doit accomplir une Mère. Je n'entends pas ce qu'elle dit, mais l'homme au complet bleu, l'autre homme, hoche la tête d'un air chevaleresque et arrête l'ascenseur d'un geste qui dépend moins de son doigt sur le bouton, que de l'autorité qui en émane. Puis, il l'actionne à nouveau et nous remontons.
Il ne m'a pas consulté.
Ce n'est pas la peine.
Il ne consulte personne et l'or de ses bagues et sa montre et la clé de sa Mercedes suffisent à justifier ses décisions.
A nouveau le douzième étage. Mère et Fille sortent après avoir remercié le monsieur et ignoré l'invisible.
Nous redescendons. L'homme au complet bleu sort un cigare de sa poche et l'allume. Il ne me consulte pas. Ce n'est pas la peine. Il se borne à m'adresser dans le miroir un petit signe complice du genre on est entre hommes, il caresse ses boutons de manchette en or et hume la fumée. Moi aussi. J'admire

le briquet (en or, bien sûr) qui est resté dans sa main pour que je puisse l'admirer, pendant qu'il ouvre et referme le couvercle avec une simplicité étudiée. Je fais dans le miroir un geste vers le briquet, c'est une demande et il apprécie ma modestie et mon maintien respectueux. Il hoche la tête. Je mets ma main dans ma poche et il avance le briquet pour m'offrir du feu comme s'il allait me donner une bénédiction. Il jette un coup d'œil à son havane, se demandant sans doute quel tabac bon marché je vais extraire de ma poche. Je suppose qu'il parie sur une marque ou une autre comme il parierait au casino, laissant tomber son jeton sur le tapis. Il se décide pour la marque la moins chère de cigarettes blondes, j'en suis sûr, et se concentre pour que son expression ne traduise pas la commisération. Il se peut même qu'il envisage la possibilité de me hausser vers lui en m'offrant l'un de ses havanes. On voit que c'est un homme comblé, par ses affaires et par sa propre personne, par le monde qui fonctionne comme il se doit pour les personnes nées avec une cuiller d'argent dans la bouche, évidemment peu nombreuses en quantité mais riches en qualités. Il s'étonne donc quand il s'aperçoit que le monde ne fonctionne plus comme il se doit, et que, au lieu d'un paquet de cigarettes médiocres, je sors de ma poche un petit pistolet noir agrandi par le phallus du silencieux, que je vise son front et que je tire.

Deux coups.

Il se regarde dans le miroir et observe son aspect général avec plus d'attention que les deux trous rouges et jumeaux de son front.

Ensuite il meurt.

J'arrête l'ascenseur au troisième étage. Les bureaux sont en travaux et c'est l'heure du déjeuner. Comme l'indiquaient les instructions. Je remercie l'homme à terre pour l'exactitude de ses habitudes, et la Mère pour son oubli qui m'a évité d'avoir à mettre en pratique le plan B. Attendre jusqu'au soir l'heure de son retour du club pour l'aborder, ce qui aurait été plus risqué et m'aurait fait perdre un temps que je n'ai pas.

Je descends et coince le pied chaussé d'un soulier coûteux pour empêcher la porte de se refermer. L'air décontracté, je descends les escaliers jusqu'au rez-de-chaussée. Comme le prévoyaient les instructions, le tour de garde a changé et le type à l'accueil n'est pas le même que celui qui m'a vu monter. Moi non plus je ne suis plus le même, ma veste sur l'épaule et les cheveux en bataille, un jeune cadre prometteur, peut-être même un de ces petits génies de l'informatique qui règnent dans les bureaux des étages supérieurs et dont le nom se termine par point com. La moustache démodée est dans ma poche à côté du pistolet.

Je salue le gardien et sors sur la Castellana.

Le soleil baigne Madrid. Je pense à la Mère de l'ascenseur et à son entrée qui a failli m'obliger à faire des heures supplémentaires. Mais elle avait raison. Je n'ai aucun mérite.

C'est facile d'être un tueur à gages.

Ce qui est difficile c'est d'être père.

2

Deux appels incontournables.

L'un routinier.

L'autre me terrifie.

Respecter les priorités : d'abord le moins important. Je cherche une cabine téléphonique. Pas n'importe quelle cabine. Cette cabine, celle qui figure sur les instructions. Dans les quartiers chics, là où elles sont le moins utiles, on trouve toujours des cabines qui fonctionnent. Une jeune fille parle avec une copine et lui raconte ses conquêtes et ses aventures. C'est une jolie fille. Quand l'été arrive, Madrid se remplit de jolies filles. Elle jette un coup d'œil vers moi et je lui plais. Bon. Une faute d'attention. J'ai oublié de redevenir Juan Pérez Pérez, Juanito, et j'ai gardé l'aspect de Numéro Trois. D'une certaine façon, c'est bien. Jusqu'à ce que je téléphone, je dois rester Trois. Et il y a trop longtemps qu'une jolie fille ne m'a pas regardé comme ça. Elle prolonge sa conversation, consciente de ma présence, et poursuit sur un terrain plus scabreux. Elle n'est pas vulgaire, même si elle utilise des mots grossiers comme si elle parlait d'objets domestiques. J'apprends qu'un dénommé Tony a une bite remarquable (oui, elle dit remarquable), mais qu'il ne sait pas s'en servir et qu'il ne tient pas longtemps, mais que n'importe quoi vaut mieux que l'ennui programmé de Teddy (je me dis que c'est normal qu'un type appelé Teddy soit ennuyeux*), qui ne bande que s'il se bourre de comprimés avant. Et je ne suis pas moche au point qu'il faille se bourrer de comprimés avant de me baiser, non ? dit-elle en me regardant dans les yeux et je réponds non de la tête : elle n'a pas besoin de ce genre de béquilles, elle a tout ce qu'il faut, et plus.

Elle raccroche, hésite un instant. Peut-être s'attend-elle que je l'aborde et lui dise quelque chose. Je ne le fais pas. Ce serait une erreur. Je m'excuse avec mon meilleur sourire et accompagne du regard sa marche triomphale, parce que c'est ce qu'elle attend de moi et parce qu'elle le mérite. Je suis désolé pour Teddy.

Je compose un numéro.

C'est mon numéro.

A moi seul.

Quand la sonnerie se déclenchera de l'autre côté, elle décrochera et dira : "Bonjour, Trois", de sa voix distinguée et ondulante. Je me demande parfois si elle sait de quoi nous nous occupons. Chaque fois que j'appelle en demandant Numéro Deux, c'est pour l'informer que quelqu'un est mort.

Je ne sais pas. Je ne peux pas non plus le lui demander.

* Jeu de mots entre Teddy et *tedio*, "ennui" en espagnol. *(Toutes les notes sont de la traductrice.)*

Ça ne se fait pas. Ce n'est pas opportun.

Ce n'est pas sûr.

Mais aujourd'hui, au lieu de sa voix, j'entends celle, grave et lente, de Numéro Deux.

— Salut, Trois. Tout va bien ?

— Salut, Deux. Le colis a été livré.

— Pas de réclamations ?

— En tout cas, le client ne m'a pas dit un mot…

— Ne plaisante pas, Trois. Ce n'est pas drôle. Tout s'est passé selon les prévisions ?

— Oui. Et, cet après-midi, je pars en vacances.

— A ce propos… il y a un problème.

— C'est toi qui as un problème. Moi je pars en vacances. Cet après-midi. C'était ce qu'on avait dit.

Numéro Deux toussote, comme si quelqu'un d'autre écoutait notre échange. Ça ne m'étonnerait pas. En tout cas, sa voix trahit une hésitation. C'est bizarre. Numéro Deux a été enfanté par un frigo. Et en hiver. Il paraît que c'était au pôle. Je ne sais pas lequel des deux.

— Tu sais que je ne te demanderais pas ça, Trois, mais…

— Rien à faire, je l'interromps fermement. Je ne peux pas. Cet après-midi, je pars pour la côte et je ne peux pas changer.

— Laisse-moi régler deux ou trois choses et rappelle-moi dans une demi heure.

— D'accord.

Je raccroche violemment. Je ne dois pas me mettre en colère. Résister seulement. Je regarde autour de moi et j'aperçois, sur une terrasse à côté, la fille qui parlait de l'ennuyeuse bite de Teddy. Elle me sourit derrière un verre de Campari. Je souris. Tout ça me manque. Je peux employer cette demi-heure en buvant quelque chose de rouge et de fort avec la fille, lui dire que je m'appelle Tony et lui donner un rendez-vous auquel je n'irai pas.

Mais je dois passer un coup de téléphone redoutable. Et il faut que je le fasse.

Je compose le numéro. Je salue. Je me présente.

— Ah, c'est toi, se lamente la voix de Leticia. J'espère que tu ne vas pas me sortir un changement de programme, Juanito.

— Ce qui se passe…

— Rien, cette fois-ci, c'est non ! Tu viens chercher tes enfants ce soir et tu les emmènes en vacances un mois, pour qu'ils aient l'impression d'avoir un père. Et si tu ne le fais pas, tu ne les reverras plus. Tu m'entends ?

— Oui, je t'entends, Leticia. Mais il ne s'agit que d'un jour ou deux…

— Même pas une demi-heure. J'ai des plans, moi aussi, tu sais ?

— Ça sent l'homme…

— Parfaitement. Un homme. Un vrai. Et on part ce soir. Pour tout le mois.

— D'accord, d'accord. Comment vont les enfants ?

— Fous de bonheur parce qu'ils vont passer le mois le plus excitant de leur vie avec le père absent le plus emmerdant du monde.

— Tu ne t'es pas toujours emmerdée avec moi.

— C'était une autre époque, Juanito. Quand tu avais de l'ambition et que tu savais dire non. Quelle mission te tombe dessus aujourd'hui ? Une livraison urgente de couches pour un hôpital de Barcelone ou un envoi de compresses pour les Asturies ?

Elle se moque de moi. Je ne me souviens pas à quel moment elle a commencé à se moquer de moi.

— Ne t'inquiète pas, Leticia, je ne gâcherai pas tes vacances érotiques.

— Non, Juanito. Pas question. A neuf heures. N'oublie pas. Ou je ferai en sorte que tu t'en souviennes toute ta vie.

Elle raccroche. Je vois tout en rouge. Rouge Campari.

La fille s'appelle Montse ou elle ment comme moi, qui m'appelle maintenant Tony et suis cadre dans un des plus grands labos pharmaceutiques d'Espagne. Je suis divorcé et j'habite Valladolid, puisqu'elle est designer et vit à Bilbao. Je suis libre ce soir et elle est libre tous les soirs. Je plaisante et lui dis que Madrid, en été, est un peu ennuyeux. Elle ne réagit pas tout de suite. Elle met une minute et ça dépasse mes limites. Même avec ces jambes. Nous prenons rendez-vous pour ce soir minuit dans un bar de la Huerta et elle s'applique à me dessiner un plan que je jetterai tout à l'heure dans la première poubelle.

Je me lève pour partir, je dois donner un coup de téléphone et elle s'étonne que je ne me serve pas d'un mobile.

J'en ai un. Mais ça ne me plaît pas beaucoup. Ils sonnent quand on s'y attend le moins.

Elle sourit comme si je faisais une insinuation d'ordre sexuel. Elle s'éloigne en contournant les chaises et cette fois je la regarde par courtoisie.

Numéro Deux semble soulagé :

— Tout est réglé, Trois. Tu peux partir tranquillement, mais prends ton téléphone mobile.

— Et mon maillot.

— C'est ça. Mais n'oublie pas d'emporter notre catalogue dans tes bagages. Il se peut qu'on ait besoin de toi.

Le catalogue est une mallette contenant deux armes : l'une courte et l'autre longue. Avec un silencieux. Et tous les accessoires et jeux mortels que l'Entreprise met à notre disposition pour livrer les colis.

Ce ne sont pas les vacances que j'attendais.

Elles ne le sont jamais.

3

Les enfants dorment sur la banquette arrière. Nous avons mangé dans un Fast Food dont on voit la pub à la télé. La quantité de jouets et d'objets multicolores en carton qui remplissent la voiture en témoignent. Nous avons quitté Madrid par une route pleine de tournants et ils dorment.

Leti aura quinze ans cet été, je ne sais plus quel mois. Elle ressemble à sa mère et ça me met mal à l'aise.

Antoñito a dix ans et Leticia fronce le nez quand on dit qu'il me ressemble.

Parfois j'ai l'impression qu'ils me détestent. Ou qu'ils m'ignorent.

Je préfère ça. Tout le monde m'ignore. Ignore qui je suis et c'est très bien.

C'est le premier été que nous passons ensemble en deux ans. Depuis le divorce. Leticia les a emmenés comme deux valises de plus. Je ne me suis pas battu pour eux. Je n'aurais pas su.

Ils dorment, vaincus par la route, et la voiture avance, chargée de valises et de sacs, image d'Epinal de la famille moyenne qui roule de nuit vers la mer en évitant les agglomérations.

Le téléphone mobile est sur le siège passager. Il essaie de jouer le rôle de Leticia.

Au moins, lui, je peux l'éteindre.

Je ne peux pas. Je ne dois pas. Le câble branché à l'allume-cigare représente le cordon ombilical qui me relie à ce que je suis toute l'année sans que ça me pose le moindre problème, mais pas ce mois-ci, pas pendant les vacances avec les enfants.

Sous la tente. Ils ont voulu aller dans un camping, n'importe lequel, alors que j'aurais pu louer une maison ou un cabanon près de la plage.

Des tentes. Deux. Leti a insisté parce qu'elle s'est mis en tête qu'il faut que je me remarie et dit que c'est mieux que j'aie ma propre tente, *au cas où tu te trouves une copine.*

Antoñito a voulu protester, mais n'a rien dit. Il voulait dormir avec moi, mais il a manqué de courage pour affronter sa sœur.

Il me fait penser à moi, quand j'étais moi.

Une cigarette, la route devant moi et le temps.

Savourer ma solitude.

Le pire et le meilleur de mon boulot, c'est la solitude.

On ne croise pas beaucoup de tueurs à gages chez le boulanger. C'est pour ça que, quand on doit travailler à deux, l'autre a envie de te poser des questions. Si c'est toi qui as liquidé Untel ou ce que tu penses du dérapage de Numéro X dans telle affaire. Quel genre d'armes tu préfères et comment tu as commencé dans ce boulot. Je préfère travailler seul. De toute façon, il est inévitable d'avoir la tête remplie de faits, de visages et d'histoires que tu voudrais oublier mais que tu dois surtout garder dans ta mémoire.

Si par hasard ils te retrouvaient.

De tous ceux que je connais dans le boulot, je suis le seul qui soit arrivé là parce qu'il avait mal visé.

Tony était plus qu'un ami. C'était mon frère. Un petit frère, même si nous avions le même âge et que nous fêtions toujours ensemble nos anniversaires. Nous faisions tout ensemble et ensemble nous serions pirates. La vie, à quatorze ans, consistait encore à se demander si on serait pirate ou astronaute. Presque tous les garçons veulent être astronautes, mais, Tony et moi, nous voulions être pirates. Pirates ou astronautes, nous nous masturbions déjà avec enthousiasme, mais en gardant intacts nos rêves d'enfants.

Il serait mon premier officier, même si Tony préférait se définir comme second. Ce qui était sûr, c'est que je serais le capitaine. Nous avions un bandeau de pirate dans notre refuge, un bandeau splendide en cuir véritable, acheté avec nos économies dans un magasin de déguisements. Dans notre refuge, nous regardions les cartes des mers en rêvant de noms chinois. Il y avait encore des pirates là-bas, le problème c'était la langue. Mais Tony s'était proposé d'apprendre le chinois et de s'occuper de ça, comme moi de la barre.

Il était petit, fragile et timide. Et pas doué pour les activités physiques.

J'étais grand et dégourdi, comme doit l'être un capitaine de pirates. Au collège, j'étais bon partout et les autres acceptaient naturellement ma position de leader. Il était donc prévisible qu'un jour ou l'autre

Soriano, le plus costaud du collège d'en face, vienne me mettre au défi. J'hésitai un moment parce que je me rendais compte que ça m'était égal de me battre ou pas avec lui, de l'oublier ou de lui casser la tête à coups de pierre. Ce sentiment me déconcerta et Tony interpréta ce moment d'hésitation comme de la peur. Il s'interposa et dit à Soriano qu'il n'était pas assez important pour se battre avec moi et qu'il l'attendrait l'après-midi même dans le jardin de la maison abandonnée derrière le collège.

Je ne pus rien faire. A part chasser les quelques curieux d'un geste menaçant. Sur le retour à la maison, Tony ne dit pas un mot de ce qui s'était passé, je pense qu'il ne voulait pas me faire honte. J'étais furieux, parce qu'on ne doit pas voler ses combats à un capitaine pirate. Mais je devais sauver Tony. Je conçus un plan et dans l'après-midi, avant l'heure de la confrontation, je me dirigeai vers notre refuge secret et m'emparai du bandeau et du lance-pierre spatial. C'était un truc précieux. Il nous avait coûté des mois d'économies et de mensonges sur nos sorties cinéma et autres, jusqu'à réunir la somme. Mais il valait chacun des billets économisés. C'était un lance-pierre japonais, en acier inoxydable. Il y avait un système pour le fixer sur l'avant-bras, et ses lanières en caoutchouc étaient creuses comme celles d'un stéthoscope. C'était notre arsenal.

Je me cachai derrière un buisson à cinquante mètres de l'endroit de la rencontre et j'attendis.

Tony n'était pas de taille à affronter Soriano, mais je savais qu'il frapperait le premier. C'est ce qu'il faisait toujours. Il était rapide et prenait son adversaire par surprise, mais il ne tenait pas longtemps, il lui manquait la rage pour continuer. Je ressentais cette même absence de rage quand je me battais à la récréation, mais avec moi c'était plus dangereux. Tony perdait toutes les bagarres, mais il frapperait le premier.

Mon plan était simple : j'attendrais le premier coup de Tony et, au moment où il reculerait et où Soriano s'apprêterait à cogner, je tirerais. Au cou ou à la tête. Juste pour le sonner et que Tony ait une chance. Je le lui devais.

Ils arrivèrent presque en même temps. Tony regardait autour de lui, peut-être qu'il s'attendait que je vienne en renfort. Ils étaient l'un devant l'autre, comme deux coqs de combat, et ils étaient comiques. Je baissai le bandeau sur mon œil gauche et je visai. Tony surprit Soriano avec un premier coup sur le nez, pas très fort, et un deuxième dans la poitrine. Soriano chancela et Tony recula. Je tendis la lanière en caoutchouc et visai plus soigneusement. Soriano se préparait à sauter sur Tony et lui, au lieu de faire l'agneau comme il le faisait d'habitude, se jeta en avant. Ils se tenaient à bras-le-corps, Tony ne pourrait plus résister longtemps. Je visai à nouveau et tirai.

Tony s'effondra, se tenant le visage à pleines mains. Soriano se sauva en courant.

J'enterrai le lance-pierre dans le sable et retirai le bandeau. Je fis un grand détour et arrivai auprès de Tony comme si je venais de chez moi.

Il pleurait. Sa main sur l'œil gauche. Je l'écartai et n'aperçus qu'un magma rouge. Je cachai son œil avec le bandeau et le conduisis à l'hôpital.

Il perdit son œil. Et moi je perdis le bandeau. Je ne serais jamais un capitaine pirate. Je ne serais rien. Soriano fut exclu du collège et pendant toute sa convalescence Tony me raconta qu'il avait été sur le point de gagner la bagarre. Il s'enflammait et riait, le bandeau sur l'œil comme une médaille.

Des mois plus tard, il déménagea et je ne le revis pas pendant dix ans.

Je me renfermai en moi-même. Je cessai de briller, je cessai de me battre, je cessai d'être.

Je m'entraînais en secret à tirer avec le lance-pierre, puis avec une carabine à air comprimé puis avec de vraies armes. J'étais arrivé à être très fort au tir. Cela m'était indifférent. J'avais la certitude que, lorsque quelque chose de sérieux serait en jeu, je raterais à nouveau.

Je participais à des tournois loin de chez moi, sous un faux nom, juste pour me rappeler qui j'étais. Dans mon village j'étais un garçon banal, un peu timide et silencieux. Quelquefois ma mère me regardait avec l'air de vouloir me demander quelque chose, mais elle ne disait rien.

Elle ne sut jamais rien de mes succès, parce que je jetais mes trophées à la poubelle avant de rentrer à la maison.

J'étais Juanito, le petit des Pérez.

Je le fus jusqu'à ce que cinq ans plus tard, près de Madrid, alors que je fêtais en me saoulant un nouveau trophée, Leticia me dise qu'elle me trouvait un air de capitaine de bateau pirate.

Le portable sonne. Je hais ce machin. Je réponds sans quitter la route des yeux. Les enfants grommellent dans leur sommeil.

— Je regrette, Trois, dit Deux qui ne regrette rien du tout. Tu dois le faire. Au moins en partie.

Ne dis rien, je sais que tu es avec tes enfants et je ne veux pas te gâcher tes vacances. D'accord ?

Je réponds je ne sais quoi, parce que ça me glace qu'il sache que je suis avec les enfants. Mais c'est logique. Ils savent tout. Ou presque. Il poursuit, il connaît parfaitement chaque mot qu'il doit prononcer.

— Tu pars camper à Valence, c'est bien ça ? Qu'est-ce ça changerait si tu allais plutôt à Murcie ? Au fond, c'est toujours le bord de mer. Nous t'avons réservé une place dans un camping de luxe et tout ce que tu auras à faire c'est repérer le client, surveiller ce qu'il fait et nous avertir si tu remarques quelque chose de louche.

— Mais je ne...

— Non. Tu n'auras pas à livrer ce colis. D'accord ? Ça se fera après son départ du camping, à plusieurs kilomètres de là, tu n'auras rien à voir avec ça.

Je ne peux pas refuser. Mais je crains que ce ne soit qu'un stratagème et que dans un ou deux jours il ne me demande de m'en charger moi-même.

J'ai besoin de savoir.

Je demande, bien que ce ne soit pas dans les habitudes.

— Et qui le livrera ?

— Treize. Il s'est porté volontaire.

— C'est un vicieux. Il prend son pied. Tu le sais ?

— Tu préfères que ce soit toi ?

Il me donne l'adresse du camping, près de Carthagène, et un numéro.

C'est le numéro d'immatriculation de la voiture du client. Quand on te donne le numéro c'est que tu dois te charger du conducteur. Il me semble que Deux savoure mon malaise, bien que je doute qu'il soit capable de savourer quoi que ce soit. Il ajoute :

— Bien sûr, tout est payé. Amuse-toi. Bonnes vacances.

Il raccroche.

Je n'ai pas besoin de noter le numéro d'immatriculation.

Je le connais par cœur.

J'ai payé cette voiture.

C'est la voiture de Leticia.

4

— Toi, ton problème c'est que tu veux nager sans te mouiller, me disait souvent le vieux Numéro Trois.

Il m'aimait bien, à sa façon. Mais c'était une façon de merde.

Il m'a appris le métier après m'avoir recruté.

Il m'expliquait qu'on tue mal quand on hésite, parce que les balles le savent.

Il avait tué tant de gens que, lorsque ce fut son tour, ses dernières paroles furent pour apprécier l'efficacité du tueur.

— Neuf sur dix, dit-il. Et il mourut.

Je le sais parce que c'est moi qui l'ai tué.

Parfois, il me manque.

— Toi, ton problème c'est que tu veux nager sans te mouiller, me disait-il souvent.

Il plaisantait à propos de préjugés que je n'exprimais jamais. Mais le vieux Numéro Trois était un vieux sanglier à qui rien n'échappait.

— Tuer, n'importe qui peut tuer, Trente-Trois. C'est l'équilibre qui est compliqué. Ceux qui prennent du plaisir à tuer, ceux qui bandent quand ils tuent, ceux-là ne sont pas bons, parce qu'ils y mêlent des sentiments, tu comprends ? Bander est un sentiment…

— Tu veux dire une sensation…

— Je veux dire un sentiment. Quand je bande, ma femme se met à pleurer, Trente-Trois.

Il m'appelait Trente-Trois, ça devait être mon numéro dans l'échelle de l'Entreprise. Bien que je me sois demandé parfois si ce n'était pas une plaisanterie cruelle à propos de mes ambitions frustrées de devenir médecin.

Je n'y suis pas arrivé.

Quand j'ai connu Leticia, je suis tombé amoureux de sa gaieté, de son goût de la vie.

Et de son cul. J'adorais voir rire son cul.

Je l'ai connue un soir, au cours d'une bagarre dans une discothèque. J'étais saoul et seul bien que, ayant gagné une compétition de tir à blanc, je fusse entouré de filles. Il m'arrivait quelque chose d'étrange. Je bouillais à l'intérieur. Pour la première fois depuis très longtemps, gagner m'avait excité. Mais je ne le montrais pas. Je buvais. J'observais les gens. Je buvais encore plus. Je n'ai pas vu arriver Leticia ni le blond. Le blond aussi était saoul, mais en plus il était furieux. C'était le favori du coin, mais il avait été si perturbé de me voir le dépasser facilement qu'il avait raté la cible plusieurs fois et fini sixième. Il engueulait la fille au cul rieur. Il lui tordait le bras et gueulait. Les gens autour d'eux regardaient ailleurs. Et puis le comptoir de la discothèque est devenu d'un coup le pont d'une goélette et le blond un officier odieux probablement anglais. Je l'ai attrapé par le poignet et l'ai fait tourner vers moi. Il m'a regardé, étonné. J'étais toujours assis sur mon tabouret. Je l'ai frappé de bas en haut et il s'est envolé en arrière. Un des types de son groupe est accouru, je lui ai balancé mon pied dans les couilles. Un autre s'est approché, j'ai trébuché, et me suis accroché à lui pour ne pas tomber. J'étais passablement saoul. Puis les forces se sont équilibrées, des types se sont mis de mon côté, et c'est parti en bagarre générale. Leticia m'a dit après que je riais comme un corsaire et que je volais de l'un à l'autre, distribuant coups de poing et coups de bouteille.

Ça, elle me le disait, avant, quand elle me racontait la bagarre.

Il y a des années qu'elle l'a oubliée.

Le reste est plus nébuleux. La police qui est arrivée, et Leticia qui m'a sorti de là et la maison d'une amie où cette nuit-là nous avons fait l'amour pour la première fois, pour la deuxième, pour la troisième fois, jusqu'à perdre le compte. Par moments il me semblait que tout bougeait un peu autour de moi. Mais c'est ce qu'on sent quand on est en haute mer, les voiles larguées.

Leticia était la fille d'un notable du bourg.

Un chirurgien célèbre qui gardait une consultation locale pour des raisons sentimentales, mais travaillait dans le plus grand hôpital de Madrid.

Le blond à qui j'avais cassé la figure était le fiancé de Leticia et faisait sa deuxième année de médecine.

Il est devenu depuis un neurochirurgien connu.

Et, moi, je suis toujours visiteur médical.

Ou quelque chose comme ça.

— Le problème avec toi, c'est que tu veux nager sans te mouiller, me disait toujours le vieux Numéro Trois. Ceux qui tuent et après se lamentent sont comme ces putes qui pleurnichent après avoir été payées. Pour tuer correctement, il faut tout oublier, sauf la balle. La cible est vivante, d'accord, mais c'est une cible. Si tu te mets à penser que le type a une famille et tout ça, tu vas le rater et tu vas le rater encore plus, car il ne va pas mourir tout de suite et tu devras l'achever. Le mieux c'est d'arrêter les conneries, viser et, puisque de toute façon tu dois livrer le bonhomme, le faire vite et bien.

— Qu'est-ce que je ne fais pas bien ? lui demandais-je.

— Rien, mon gars, c'est le problème. Tu tues bien, tu atteindrais les couilles d'une mouche à cent mètres. Mais, moi, je vois la tête que tu fais au moment où tu es sur le point de tirer. Et je vois qu'à ce moment-là tu te sens un autre, comme si ce n'était pas toi celui qui appuie sur la gâchette. Ça peut te causer du tort, Trente-Trois. On ne peut pas nager sans se mouiller. Tu vises. Tu te dis : Je vais tirer et il va tomber et ne pas se relever. Et puis tu tires. Là, il tombe. Tu vois comme c'est facile ?

Changer de ville, c'est ce qu'il y a de mieux si on veut devenir un autre. Ou redevenir celui qu'on aurait pu être. Deux mois après avoir rencontré Leticia, je vivais à Madrid et je m'étais inscrit en médecine. C'était facile. J'étais redevenu le garçon brillant et admiré ou un truc de ce genre. Je plaisais aux professeurs, à mes camarades et même au père de Leticia.

— Ce garçon ira loin, dit-il en faisant ma connaissance.

Le père de Leticia ne galvaudait jamais ses compliments. Jamais.

Mes appréciations étaient bonnes et je voulais croire que la médecine était ce qui me convenait. Que j'étais fait pour l'exercer.

— Il existe des hommes dont le destin est de sauver des vies et tu fais partie de ces hommes, me dit le père de Leticia à la fin de ma première année.

S'il avait su.

La deuxième année conforta ma condition de jeune homme prometteur et le père de Leticia nous conseilla de nous marier. Il financerait mes études et celles de sa fille, car il était dommage qu'un garçon si brillant soit obligé de travailler au lieu de se concentrer sur ses études.

— Considère ça comme un prêt, avait-il dit.

En troisième et quatrième année, mes résultats furent excellents, et en cinquième année je quittai la faculté et entrai dans un laboratoire pharmaceutique, comme visiteur médical. La petite venait de naître, et Leticia me regardait en cherchant dans les miroirs le reflet du capitaine pirate dont elle était tombée amoureuse.

J'étais redevenu le pauvre garçon timide, le garçon banal, celui que la Mère avait regardé ce matin dans l'ascenseur d'un immeuble de la Castellana.

Dix ans s'étaient passés depuis le jardin de la vieille maison abandonnée derrière le collège.

J'avais retrouvé Tony à la faculté de médecine.

Il portait un bandeau sur l'œil.

J'aurais juré que c'était le même bandeau.

— Le problème avec toi c'est que tu veux nager sans te mouiller, me disait toujours le vieux Numéro Trois.

Je savais que c'était un ivrogne et un homme à putes. Et aussi que c'était le meilleur tueur qui ait jamais existé.

Mais je ne savais pas que c'était un putain de voyant.

Parce que les enfants et moi sommes enfin arrivés, le jour est sur le point de se lever, et le camping où ils m'ont envoyé pour que j'attende la mort imminente de Leticia, c'est un camp de nudistes.

Les enfants dorment comme des anges. Je vais attendre le lever du jour, garé à côté de l'entrée. Vu d'ici, le camping ressemble à un paysage de conte de fées et les tentes font penser à de gigantesques champignons de toutes les couleurs. Je jurerais qu'on entend les ronflements rythmés des gnomes naturistes qui habitent sous les tentes. Les nudistes dorment-ils à poil ? C'est bien dans le style de Leticia d'amener son nouvel amoureux dans un camping nudiste cinq étoiles.

Comment est-il ?

Comme j'étais moi, je suppose. Même si je ne me rappelle pas tellement comment j'étais.

En fait, elle m'avait parlé une fois de cet endroit, ou d'un autre semblable, quand nous étions ensemble. C'est bien dans son style.

Ce qui n'est pas dans le style de Leticia, c'est que quelqu'un veuille la tuer.

Quelqu'un qui n'ait pas été marié avec elle, je veux dire.

Ni que ce quelqu'un, quel qu'il soit, ait pu faire appel à une entreprise comme la mienne.

Nous ne tuons pas n'importe qui.

Et nous ne sommes pas bon marché.

Ils dorment toujours et je peux fumer une cigarette, appuyé contre la voiture, et souffler ma fumée vers le soleil levant. Ça doit être une erreur. C'est ça, une erreur dans le numéro d'immatriculation que Deux m'a dicté. Bien que le modèle et la couleur de la voiture coïncident. Et puis Numéro Deux ne se trompe pas. Une plaisanterie macabre, peut-être ? Impossible : Deux ne sait pas ce que c'est qu'une plaisanterie. Il n'a aucun sens de l'humour ni de l'amour. Nous ne nous sommes jamais vus. J'ai toujours traité avec le vieux Numéro Trois, jusqu'à ce que Deux me fasse appeler et me charge de le tuer. J'essaie parfois d'imaginer son visage, son allure, et je le vois austère, sec, une tête comme une bûche taillée à coups de serpe et des bras noueux comme des branches. Sans racines. Un arbre de mort, le comptable d'une société dont les pertes rapportent des bénéfices et d'un magasin plein de tueurs efficaces attendant les ordres. Des morts qui ne sont pour lui que des remises de colis, des chiffres à inscrire au bilan, dépouillés de sang, de souffrance et de larmes.

Numéro Deux n'aurait pas approuvé ce qui s'est passé dans le parc du Retiro.

C'est pourtant ce qui m'a mis sur le chemin de son organisation.

S'il n'avait pas eu le bandeau sur l'œil, ce matin-là, à la faculté de médecine, je n'aurais pas reconnu

Tony. Dix années s'étaient écoulées depuis que je l'avais perdu de vue et tout d'un coup il était là, avec ses vingt-quatre ans et gras comme un moine. C'est ce qui me parut étrange. Quand nous étions enfants, nous nous étions juré de ne jamais grossir et de ne jamais admettre sur notre vaisseau aucun gros marin. Mais ça ne m'étonna pas de le retrouver en médecine, car, à part devenir premier officier sur notre vaisseau pirate, Tony rêvait de devenir médecin.

— Qui fera confiance à un chirurgien borgne et obèse ? me dit-il cette fois-là, il y a presque quinze ans.

En réalité, il n'était pas à la faculté parce qu'il y étudiait. Tony travaillait pour une multinationale qui fournissait des hôpitaux, des ministères et des universités de toute l'Europe en matériel sanitaire et hygiénique. Il me raconta cela sans aucune amertume. Il vendait les serviettes en papier dont se servaient les gamines chics de cinq facultés pour essuyer leurs jolies bouches et le papier hygiénique avec lequel elles torchaient leurs petits culs que Tony ne pourrait jamais toucher. Je l'ai invité à déjeuner, et nous avons bavardé et bu jusqu'au soir. Leticia avait arrêté ses études cette même année, après la naissance de la petite, et elle passait quelques jours dans la maison de campagne de ses parents. J'avais prévu d'accélérer la fin de mes études en me présentant comme candidat libre à plusieurs examens anticipés.

Tony me félicita pour ma récente paternité et nous bûmes à nos retrouvailles.

Il était dans une sale situation, très sale. Mais il avait l'air radieux.

C'était et ce n'était pas le Tony d'avant. Un Tony au carré.

C'est après le sixième whisky qu'il me raconta :

— L'idée m'est venue, il y a cinq ans, lorsque mon grand-père est mort, tu t'en souviens ? Le pauvre homme a agonisé pendant des mois. Ce qui l'humiliait le plus ce n'était pas l'attente de la mort, mais la dépendance, le sentiment du ridicule quand il devait aller aux toilettes. Il détestait les bassins dont on se sert à l'hôpital, il disait que la certitude de sa fin prochaine était déjà insupportable, alors pourquoi diable le privait-on en plus de sa dignité. Il me fit promettre d'inventer quelque chose de plus pratique. Je n'ai jamais été très doué en mécanique, tu te souviens ? J'ai tourné ça dans ma tête pendant des années. Jusqu'à trouver la solution.

Nous bûmes à son invention.

Je ne comprenais pas très bien comment ça fonctionnait, malgré les petits croquis qu'il gribouilla sur les serviettes en papier. C'était comme des toilettes chimiques, mais fermées hermétiquement, que le malade pouvait manipuler sans aide. La nouveauté c'était la taille réduite de l'objet, sa forme discrète et le procédé d'élimination des fèces. C'était écologique et terriblement bon marché. Son visage s'illuminait tandis qu'il parlait de son invention. Les vieillards et les malades n'auraient plus de problèmes, et tout ça grâce à son grand-père. Parce que Tony avait déposé le procédé au nom de son grand-père :

— Tous les vieillards du monde pourront avoir leur *Teo-doro* !

Le grand-père de Tony s'appelait Teófilo.

Nous bûmes au *Teo-doro*. Et au dixième verre, à moins que ce ne fût le douzième, il s'effondra. Il était perdu et affolé. Pour pouvoir faire fabriquer le prototype de son invention, il avait demandé une aide à son entreprise qui la lui avait refusée. Il eut donc recours à un prêteur sur gages qui exigea d'être remboursé peu de temps après. C'était un type dangereux qui l'avait déjà menacé de mort. Et puis son entreprise avait subitement décidé de lui acheter son invention à un prix très intéressant.

— Tout va bien alors, lui dis-je, tu vends, tu rembourses et il te reste même une petite somme pour t'installer à ton compte. Allez, on boit à ton succès !

— Tu ne comprends pas, Juan. Ils veulent acheter la patente du *Teo-doro* pour en empêcher la fabrication ! Comme ce n'est pas cher et que c'est inusable, cela sonnerait la fin de leur juteux commerce avec les hôpitaux, le renouvellement chaque année de tout le matériel, tout ça...

J'étais désolé pour Tony.

Je compris qu'il fallait que je fasse quelque chose pour lui.

Il me dit que le lendemain après-midi, à quatre heures, il avait rendez-vous avec le prêteur, près du bassin du parc du Retiro, et qu'il avait décidé de l'envoyer se faire foutre. Maintenant qu'il m'avait retrouvé, il sentait qu'il était redevenu un pirate et plus rien ne lui faisait peur.

J'étais sûr que le prêteur ne se laisserait pas intimider ; la collusion avec l'entreprise me paraissait évidente. D'après Tony, c'est l'un de ses chefs qui l'avait mis en relation avec l'usurier. Tony, obèse et un bandeau sur l'œil, avait peu de chances de s'en sortir. Mais je ne lui parlai pas de mes soupçons.

Cette nuit-là, seul à la maison et avant d'aller me coucher, je conçus un plan.

L'après-midi suivant, je manquai mon cours et me dirigeai vers le Retiro une heure avant le rendez-vous de Tony. Le type arriva lui aussi en avance. Ça ne pouvait être que lui : grand et lourdaud, l'air menaçant même quand il regardait les canards malingres qui s'ennuyaient dans le bassin. Il me fit penser à Soriano et à une vieille maison abandonnée près du collège dix ans auparavant. Tony arriva peu après et il semblait très nerveux. Ce n'était pas grave : j'étais là, je portais une casquette qui me cachait le visage et je faisais semblant de lire. J'étais à environ cent mètres d'eux. Mon plan était simple : je suivrais le prêteur quand ils se sépareraient, je le rejoindrais avant qu'il ne quitte le parc, et je le tuerais. Comme ça, simplement. Ce qui m'étonne en y repensant aujourd'hui, c'est que je n'avais aucun état d'âme, aucun doute, alors que je n'avais encore jamais tué personne. Le vieux Numéro Trois avait raison quand il affirmait que j'étais né pour ce métier.

On ne pourrait pas établir de rapprochement entre la mort du prêteur et Tony et il était peu probable qu'on me soupçonne. Si ça arrivait, je pourrais simuler une crise de folie ou un truc de ce genre. Et si son entreprise était derrière tout ça, ils laisseraient mon ami tranquille. Le *Teo-doro* verrait le jour, mais ce serait moins grave pour eux que de se trouver mêlés à une affaire de meurtre.

Mon pistolet de compétition, propre et graissé, était dans mon sac à dos. Il y avait un an que je ne participais plus à des compétitions, mais j'étais sûr de mon adresse. Je le savais parce que mon beau-père me faisait régulièrement tirer au pigeon d'argile dans sa maison de campagne.

— Il est précis comme un chirurgien, se vantait-il auprès de ses amis.

Et tous ses amis applaudissaient.

Tony et le géant étaient face à face. Tony discutait avec l'autre et il haussa même les épaules comme pour montrer qu'il n'avait pas peur. L'autre lui rit au nez.

Je ne sais pas pourquoi Tony réagit.

Il leva le bras et envoya au lourdaud une baffe en pleine figure.

Et une autre.

Et encore une autre.

Le type resta sidéré quelques secondes, puis il se ressaisit, regarda autour de lui le parc désert et sortit un énorme poignard. Ma main vola vers mon sac à dos, à moins que ce ne fût mon pistolet qui me bondit dans la main, je ne sais plus. Le type avança vers Tony et je tirai. Au début je crus que je l'avais raté, parce que j'étais loin et qu'au lieu du type je vis s'effondrer Tony. Je tirai à nouveau et le géant s'écroula, une balle dans la tête. Les gens accouraient et je m'éloignai sans hâte vers une sortie opposée. Je contournai le parc en courant et, lorsque j'arrivai sur les lieux, l'ambulance était déjà là. Personne ne fit attention à moi. Quelques minutes auparavant le Retiro paraissait désert, mais l'odeur de la tragédie avait fait sortir de l'ombre des douzaines de couples, d'étudiants et de retraités. On emporta le grand dans un sac fermé par une fermeture Eclair. Il ne menacerait plus personne.

Je priai pour que le coup de poignard que Tony avait reçu ne soit pas trop profond.

Ce n'était pas un coup de poignard.

Mon premier tir n'était pas complètement passé à côté.

Il fut transporté évanoui, une balle dans la jambe gauche. Bien qu'il eût les yeux fermés, j'aurais juré qu'il me regardait par-dessous son bandeau, jusqu'à la fermeture de la porte de l'ambulance. Bien sûr c'était impossible.

Tony perdit sa jambe et la police ne fit aucun rapprochement avec la mort du prêteur sur gages. Il fut établi qu'il avait été la victime innocente d'un règlement de comptes concernant le type, lequel avait des antécédents de vol et extorsion. Pendant sa convalescence, Tony répétait tout le temps que, s'il n'y avait pas eu cette interruption anonyme, il aurait vaincu le géant :

— Je le tenais, Juan, je le tenais !

Quand il fut sur le point de sortir de l'hôpital, je cessai d'aller lui rendre visite et je ne le revis plus. Pendant quelque temps, je me tins au courant de ce qu'il devenait. Il finit par vendre la patente de son invention pour une somme quatre fois supérieure à l'offre précédente.

L'entreprise lui paya une prothèse de première qualité et, le temps que dura sa rééducation, il eut à sa disposition un fauteuil roulant motorisé ultramoderne et unique au monde.

Le fauteuil était muni d'une invention géniale qui ne fut jamais commercialisée.

Un *Teo-doro.*

Attendre. Que le jour se lève. *Après la pluie, le beau temps*, répétait souvent le vieux Numéro Trois. Les enfants dormaient toujours et le camping ressemblait à un village de champignons multicolores.

Je ne le ferai pas.

Et je ne laisserai pas faire.

Et encore moins Numéro Treize, cette sale bête.

Fumer. Réfléchir. Regarder autour de moi, en fermant un œil, et respirer l'odeur de la mer.

Leticia et son mystérieux fiancé sont-ils déjà arrivés ? Sûrement. Elle a toujours aimé conduire vite.

Est-ce un piège ? Après tout, Leticia, malgré ses manières de grande bourgeoise, n'est personne. Personne que quelqu'un voudrait tuer. A part moi. Il semble impossible qu'ils ignorent qui elle est. Ou alors tout ça n'est qu'un piège pour m'atteindre moi, à travers ma famille.

Impossible. Ce n'est pas le style de l'Entreprise. Je n'ai commis aucune erreur au cours des années où j'ai tué pour eux. Eux, quels qu'ils soient. Le plus prudent serait de fuir tout de suite, mettre mes enfants à l'abri et attendre. Mais alors je ne pourrais pas savoir si tout ça n'est qu'une erreur monumentale ou une plaisanterie grotesque. Et puis ils me retrouveraient. Au moins, ici, les enfants sont sous ma protection.

Ils dorment dans une paix qui ne s'invente pas, ce moment où nous sommes dans notre vérité, sans masque. Leti allongée, envahissant des bras et des jambes le territoire de son frère qui se recroqueville pour gêner le moins possible.

Pauvre Antoñito qui ne sait pas encore que ça n'empêche pas certains de trouver qu'on dérange quand même. Et de vouloir nous effacer d'un geste. Il y a des gens qui tuent sans rien toucher, parce que la mort est une marchandise cotée mais sale. Alors ils font appel à des spécialistes comme moi.

Le jour se lève.

C'est décidé. Je reste et je fais front.

Et par déformation professionnelle, je me surprends à me demander où je pourrais bien dissimuler une arme quand je me promènerai sur la plage, complètement à poil.

Il me semble entendre au loin le rire aviné du vieux Numéro Trois.

Ce n'est qu'un oiseau de mauvais augure qui chante faux.

5

Tout est en ordre. Nous étions attendus au camping. Réservé et payé par Internet à mon nom. Ils avaient même le numéro d'immatriculation de ma voiture et le nom des enfants. Ça m'ennuie, mais je ne peux rien y faire, pas pour le moment. Par ailleurs ça me rassure. S'ils avaient eu l'intention de me faire participer à une livraison, ils auraient fait appel à l'une des personnalités insoupçonnables dont je me suis servi des dizaines de fois.

Je demande si Leticia est arrivée, mais il n'y a aucune réservation à son nom. Je croise les doigts mentalement : pourvu que ce soit une erreur, que pour une seule putain de fois la machine de Numéro Deux se soit enrayée. Je m'apprête à donner l'immatriculation de sa voiture, mais ça ne me semble pas prudent.

Les enfants sont euphoriques quoique un peu endormis encore. Nous arrivons à l'emplacement qui nous a été attribué et Leti prend possession de notre domaine, en décidant où installer ma tente et la sienne. Elle impose une bonne distance entre les deux, *pour le cas où on te trouverait une copine.*

Elle ne semble pas affolée par les quelques rares personnes qui marchent vers les toilettes leur serviette de bain à la main et complètement nues. Antoñito hésite un moment puis se déshabille.

— Ne sois pas idiot, bébé, décrète Leti. Tu ne vois pas qu'on doit d'abord aller déjeuner et qu'il faut être habillé dans la salle à manger ?

Elle a déjà pris connaissance des règles de base du camping énumérées dans le fascicule qu'on nous a remis à l'accueil. Nous nous dirigeons vers le restaurant et croisons en chemin deux blondes matinales qui vont à la plage. Nues. Je les salue courtoisement et l'une des deux enlève sa casquette et me répond d'un bonjour en allemand. Elle doit se marrer à la vue de la tête que je fais ou de l'érection instantanée qui m'est tombée dessus en les voyant arriver et qui gonfle le devant de mon bermuda de père de famille en vacances.

— Qu'est-ce qu'elle a dit ? demande Antoñito.

— Je ne sais pas, elle parlait en français, je crois, dis-je.

— C'est pas du français, papa. Et elle nous a juste salués, intervient doctement Leti.

Ils ignorent que je parle quatre langues en plus de l'anglais et de l'espagnol. C'est une partie de ma vie secrète, de tout ce que j'ai appris pendant qu'ils croyaient que je vendais du papier hygiénique et des compresses dans la moitié de l'Europe.

C'est qu'officiellement je travaille dans la même entreprise qui employait Tony. Ce n'est pas moi qui ai choisi cette couverture, on me l'a attribuée il y a huit ans. Mais ce choix m'a paru juste. D'une certaine façon, c'est à cause de cette boîte que je suis devenu un assassin à la solde de l'Entreprise. Pour dire la vérité, je ne sais pas pour qui je travaille. On me paie bien, un salaire équivalent à celui d'un cadre supérieur de première catégorie. Tout est légal, pas de problème avec les impôts. J'ai même un bureau dans les locaux de l'Entreprise, mais je n'y vais pas plus de deux fois par semaine. Mes voyages à l'étranger pour livrer des colis coïncident avec des voyages officiels pour faire la tournée de grands hôpitaux, et je suis presque toujours doublé d'un assistant chargé de la partie bureaucratique que je ne connais pas.

Je suppose que l'Entreprise fait partie de la structure de l'organisation, quelle que soit cette organisation. Une multinationale avec un département des exécutions, ou peut-être un gouvernement. Peut-être le nôtre. Ou un gouvernement étranger. C'est pareil, ils me paient ponctuellement et j'ai une assurance vie du tonnerre qui garantit le bien-être et les études de mes enfants s'il m'arrive quelque chose. Et chaque mois, dans une banque suisse, quelqu'un dépose sur un compte chiffré le triple de mon salaire officiel et une juteuse prime pour chaque colis livré avec succès. J'en suis à treize.

Quatorze, en comptant l'homme d'hier dans l'ascenseur.

En réalité c'est quinze, mais je n'ai jamais voulu comptabiliser le vieux Numéro Trois.

Quant au prêteur sur gages du Retiro, ça ne compte pas. Tout au moins dans mon parcours professionnel. Je l'ai fait pour un ami. Et je l'ai mal fait.

Leticia ne s'est jamais étonnée qu'un raté comme moi puisse gagner autant d'argent. Avant de me quitter, elle disait souvent qu'elle aurait préféré que je sois un gagnant même sans un rond. Sauf qu'un apôtre de la médecine rurale ou un saint du bénévolat n'aurait pas pu payer les cours de gym, les vêtements de marque et les écoles privées des enfants. Ni la maison qu'elle est revenue habiter quelques mois après son départ quand j'ai acheté mon appartement, ni la pension mensuelle, ni, évidemment, la voiture que je tremble de voir arriver au camping depuis la fenêtre de la salle à manger.

Un regard bleu attire mon attention. Celui d'une fille de vingt-sept ans environ, blonde, le sourire franc et des yeux de chatte. Elle nous observait. En réalité, elle a d'abord regardé les enfants, puis moi. Et à nouveau une sensation de chaleur descend depuis mon nombril. Je lui souris. Il n'y a pas de coquetterie dans sa façon de me regarder. Tout au moins de coquetterie au premier degré. Mais je devine qu'elle se demande si la mère des enfants dort encore dans sa tente ou si c'est qu'il n'y a pas de mère. Après tout, c'est un camping pour vacanciers modernes, naturistes et bourgeois. C'est-à-dire beaucoup de divorcés et beaucoup d'Européens blonds et rougeauds.

— On dirait que papa s'est trouvé une copine, murmure Leti moitié rieuse moitié indignée.

Je me demande avec un peu d'inquiétude si je n'ai pas laissé transparaître Numéro Trois, ce qui expliquerait le regard intéressé de la jeune fille. Elle ne regarderait pas Juanito Pérez Pérez de cette façon. Mais la solidité de mes réflexes conditionnés et le reflet que me renvoie la baie vitrée, ce Juanito que je transporte comme un vieux pull déformé, me disent que non. Je n'ai rien laissé transparaître. Je la regarde et elle me sourit avec gentillesse. Elle porte un short et un petit haut fuchsia et, bien qu'à n'importe quel moment nous puissions nous croiser nus à la plage ou sur le terrain de tennis, cette image presque innocente, cheveux dansants attachés en queue de cheval, rondeurs soulignées par ses vêtements, me paraît terriblement érotique. Antoñito veut du beurre, mais je ne veux pas me lever pour aller lui en chercher, de peur qu'on ne remarque mon érection. Je me dis que mon séjour dans ce paradis nudiste risque d'être une torture et elle semble deviner mes pensées et ne pas m'en tenir rigueur.

Elle s'approche de notre table et nous tend des petits rectangles de beurre enveloppés dans du papier métallisé. Elle se présente, mais je n'entends pas son nom, car je concentre toute mon attention à essayer de calmer mon érection, sans quitter des yeux le mirador de la fenêtre.

Elle nous parle, s'adressant plutôt aux enfants, pour nous informer des activités de la semaine. Je déduis qu'elle travaille ici, comme animatrice ou quelque chose de ce genre. J'essaie de revenir à la conversation mais c'est trop tard. Ses yeux me disent qu'elle me pardonne.

En général, les gens qui me pardonnent m'irritent.

Mais c'est ma distraction qu'elle pardonne et aussi la protubérance sous mon bermuda qu'elle a évaluée d'un coup d'œil rapide. Ma concentration n'a jamais été si basse, mon orgueil viril si haut. Heureusement elle dit quelque chose qui me parle, que nous nous reverrons, ou c'est ce que je crois comprendre, et elle s'en va. Antoñito demande de la confiture et Leti affirme que je suis trop lent et que, si ça continue, ils n'arriveront jamais à me trouver une copine.

Monter les tentes, une activité simple mais apaisante. J'arrive presque à croire que je ne suis rien d'autre qu'un père divorcé en vacances avec ses enfants. C'est énorme et dès que j'aurais un moment je m'échapperai pour rechercher la voiture de Leticia. Tout le camping dort encore ou se réveille aux joies folâtres de la vie des champs. Dans cette grande tente à côté de la nôtre par exemple : un couple sans doute jeune et sans enfants s'adonne aux joies du sexe matinal dans cet abandon jubilatoire qui caractérise les amours naissantes. Des chuchotements, des rires, des gémissements étouffés, des secousses imperceptibles de la structure en toile, qu'Antoñito ne perçoit pas. Leti, je ne sais pas, je la surprends à regarder furtivement, elle hoche doucement la tête comme si elle était en train d'enregistrer une connaissance théorique dans le casier correspondant de la réalité. Comme sa mère, ma fille sera une femme à casiers.

Les signes de la passion des voisins me gênent un peu à cause des enfants. Leti pousse un soupir et semble marmonner qu'elle se charge du problème. Elle prend Antoñito par la main et le soumet à une torture familiale pour savoir lequel des deux occupera tel ou tel coin de la tente.

J'en profite pour aller voir dans le coffre de ma voiture. Personne en vue, la mallette de démonstration révèle son assortiment d'instruments de mort. Je repère un couteau à cran d'arrêt dissimulé dans un boîtier de téléphone portable, qui sert aussi à communiquer. Ils ne savent plus quoi inventer. Je ne m'en suis servi qu'une fois et ça m'a l'air assez fiable. La seule chose que j'aie à faire c'est d'y insérer la puce de mon propre portable, je pourrai ainsi entretenir une conversation à distance et tuer de près.

Le ton monte dans la discussion des enfants et je me dis que j'ai peut-être surestimé l'intuition de Leti en pensant qu'elle faisait ça pour nous distraire son frère et moi des bruits amoureux émis par nos voisins. Ou que j'ai sous-estimé mon fils qui refuse avec obstination les directives de sa sœur. Tant mieux pour Antoñito, qu'il continue comme ça, et peut-être dans le futur ne sera-t-il pas obligé de vivre deux vies parallèles sachant que les deux ne sont que mensonge.

Alerte. Que m'arrive-t-il ? Depuis quand ces idées me viennent-elles en tête, depuis quand ai-je commencé à me poser des questions et à y répondre avec amertume ?

Je n'ai jamais aimé tuer.

Cela ne m'a jamais gêné non plus.

C'était mon boulot, *c'est* mon boulot.

Et aujourd'hui, plus que jamais, je dois être attentif, parce que, plus que l'exécution d'un contrat, c'est la vie de Leticia qui est en jeu, peut-être aussi la mienne ou celle de mes enfants.

C'est ce qui me décide. Je sors de la mallette de démonstration la "calculatrice". C'est ainsi que je la nomme parce que, dans son étui plat, elle ressemble à un agenda électronique. C'est une arme, un pistolet à air comprimé chargé de minuscules dards empoisonnés. Elle ne fait sonner aucune alarme dans les aéroports, j'ignore en quel matériau elle est fabriquée. C'est bizarre, ça aussi : avant je me serais renseigné méticuleusement sur cette arme, la plus sophistiquée de l'Entreprise, réservée exclusivement à l'usage des Premiers numéros. Je doute que cet animal sanguinaire de Numéro Treize l'ait dans sa trousse. C'est du moins ce que je crois, car lorsque Numéro Deux me l'a fait parvenir, il y a deux mois, il a bien précisé que, si nous devions nous charger d'une mission à deux, je n'en parle pas à mon compagnon. Je ne sais pas très bien comment elle fonctionne. Mais je connais sa portée exacte, la précision de son tir quand elle envoie ses flèches minuscules capables de tuer en effleurant seulement la peau de la victime. Je sais qu'elle se recharge avec des cartouches plates qui ressemblent de l'extérieur à des cartes à mémoire. C'est pour ça que je l'appelle la "calculatrice", parce que la capacité de la carte détermine la quantité de tirs dont on peut disposer.

Je la cache dans ma tente, sous le matelas gonflable et je remarque que la discussion entre les enfants s'est arrêtée. Leti a gagné, je l'entends ordonner : *Ici, tu dois vivre tout nu, mon petit, pas comme ce gros lourdaud de papa qui va sûrement garder son survêt pendant toutes les vacances.*

Je soupire et jette le survêtement que j'avais sorti de mon sac. Peut-être une serviette autour de la taille... Comment expliquer à ma fille que j'ai choisi un camp de nudistes si je n'en accepte pas les règles ?

El l'autre raison plus sérieuse : *Ne pas attirer l'attention*, recommandait le vieux Numéro Trois, *faire comme tout le monde, que personne ne puisse se souvenir, quand les policiers poseront des questions, de quoi que ce soit de pas normal chez toi.*

Les gloussements rythmés de la tente d'à côté se sont tus. Ce sont maintenant des murmures à peine audibles, mais dont l'intonation révèle le contenu : les amants naturistes doivent être en train de se demander s'ils ont fait beaucoup de bruit. Je m'étire sur mon matelas, lutte contre la tentation inévitable de me rendormir alors que ce n'est pas le moment. Je m'imagine avec la fille blonde de la cafétéria, ses cheveux attachés sur la nuque dansent. Elle est nue. C'est tout ce dont j'avais besoin : avec mes enfants dans un camp de nudistes et des érections d'étudiant. Sans compter que je ne sais pas si je dois tuer quelqu'un ou si cette fois-ci c'est moi le client.

Je respire profondément et je sors juste pour voir s'ouvrir la fermeture à glissière de la tente des amants.

Elle apparaît, le visage rose d'excitation et un peu confuse. Nue, une serviette à la main. Derrière elle, prolongeant la complicité du rapport récent, l'homme à genoux lui aura caressé ou mordu la fesse pendant qu'elle se penchait pour ouvrir la tente. Son regard la trahit.

De toute ma vie, je n'ai vraiment admiré que trois hommes.

L'un était Tony, pour le courage de sa peur ou vice versa, pour avoir osé attaquer le premier même en sachant qu'il allait perdre, pour son sourire de pirate. Mais depuis des années je ne sais rien de lui.

L'autre homme que j'ai admiré est le vieux Numéro Trois malgré sa réputation d'homme à putes et d'ivrogne. C'était le meilleur dans notre boulot, et il savait maintenir un halo de romantisme autour d'une activité aussi sommaire que la nôtre. En plus, c'était un perfectionniste et il me considérait comme son œuvre, comme si j'étais, d'une certaine façon, son héritage. Même quand je l'ai tué, alors qu'il s'éteignait, il me regardait avec orgueil. Mais il m'avait laissé le surprendre et cela avait modéré mon admiration.

Le troisième homme est le juge Gaspar Beltrán, un jeune magistrat sans peur et sans reproche, qui a osé aller là où personne ne s'était jamais aventuré avant lui. Rien n'a pu échapper à sa ténacité : ni le narcotrafic, ni le terrorisme, ni la corruption politique. J'ai suivi son parcours avec un peu d'envie, et j'ai souvent imaginé que j'aurais pu devenir quelqu'un comme lui. Je l'ai vu des centaines de fois en photo ou à la télévision et j'ai eu l'occasion de l'apercevoir une fois en personne, à une dizaine de mètres de moi, alors que j'étudiais le terrain pour remettre un colis à un témoin, au cours d'une de ses enquêtes dans une affaire de trafic d'armes. Mais jamais je n'aurais imaginé le rencontrer là, à poil, le sourire jusqu'aux oreilles, et sortant à quatre pattes d'une tente après avoir baisé mon ex-femme.

6

Leticia Menéndez-Brown, ex-femme de Juanito Pérez Pérez, toute une vie dans les établissements scolaires les plus huppés de Madrid, entrouvre ses lèvres à peine regonflées par le collagène, et demande, de sa diction parfaite :

— Mais, bordel, qu'est-ce que tu fous là ?

Les exclamations des enfants devant cette rencontre inattendue m'évitent de donner une réponse que je ne saurais pas trouver. Beltrán sort de la tente, une serviette autour de la taille comme moi. Un détail qui nous rapproche. Il me tend la main car il a tout de suite compris la situation. Je ne crois pourtant pas qu'il me reconnaisse : toutes les photos sur lesquelles j'apparaissais ont depuis longtemps disparu de la maison qui était la mienne.

Nous échangeons deux ou trois phrases sur le hasard, et sur l'incongruité qu'il y a à faire connaissance dans cet endroit et dans ces conditions. Son sourire me fait comprendre qu'il est venu pour faire plaisir à Leticia. Un portable sonne, il porte la main à sa ceinture et ne rencontre que le nœud de sa serviette. Nous rions.

Leticia envoie les enfants à la piscine pendant que le juge plonge à l'intérieur de la tente, trouve le téléphone insistant et s'éloigne sous les arbres avec un sourire d'excuse. Mon ex-femme le suit du regard et, quand elle se retourne, je ne vois pas sur son visage l'expression d'ennui qui s'y dessinait quand c'était *mon* portable qui sonnait. Logique : Beltrán s'occupe de choses importantes, moi je vends des compresses dans la moitié de l'Europe.

Celui qui dit que la peau n'a pas de mémoire ment ou n'a jamais été amoureux. Les corps n'oublient jamais. L'esprit, oui.

Voir Leticia splendide dans sa nudité, ce corps ferme et musclé par les cours de gymnastique que je paie avec l'argent sale d'un métier qu'elle méprise sans rien savoir de l'autre, fait naître en moi des sensations contradictoires. Il est vrai qu'elle est joliment dorée par le soleil et que le divorce lui va à merveille. Si je ne l'avais pas connue et que je doive calculer son âge, je lui aurais donné cinq ans de moins.

Elle fait un geste qui, s'il n'est pas le signe qu'elle enterre la hache de guerre, semble néanmoins écarter celle-ci de sa main. Pour le moment.

— Je ne me souvenais pas que tu étais aussi en forme, Juanito.

C'est l'un des avantages du divorce : depuis que je vis seul, je ne suis pas obligé de dissimuler les résultats de mes entraînements quotidiens.

— Ton juge n'est pas mal non plus.

— N'est-ce pas qu'il est charmant ?

Ce n'est sûrement pas l'avis des narcotrafiquants qu'il a fait condamner, ni des terroristes qui craignent ses attaques-surprises. Ni des mafias de la prostitution. Ni des hommes politiques véreux. Tous l'ont dans leur collimateur et peuvent le liquider à n'importe quel moment.

Leticia me tend un verre et, avant même de le porter à mes lèvres, je sais qu'il contient la dose exacte de bourbon et d'eau que j'aime. Elle a toujours eu une bonne mémoire. La mienne, en revanche, me tend des pièges. Nous avons fait l'amour des milliers de fois, et alors même que notre couple se défaisait le sexe continuait à nous maintenir unis et sur la même longueur d'onde. Pourtant la voir nue et entourée d'arbres me la fait voir autrement.

— Qu'est-ce que tu regardes ? Ce n'est pas la première fois que tu me vois à poil…

— Excuse-moi, ce n'est pas ça… C'est que… Tu as vendu la voiture ?

— Ah oui, il y a une semaine. A une grande fille blonde très sympathique. Elle l'a payée sans discussion et elle est partie avec. Ça ne t'ennuie pas, n'est-ce pas ?

Je lui réponds que non et elle se met à me parler des enfants et comme ils s'entendent bien avec Gaspar, et je ne fais plus attention à ce qu'elle me raconte, parce qu'il me vient tout d'un coup à l'esprit que le juge le plus menacé du pays ne serait pas là tout nu sans garde du corps. Le plus probable est que Leticia ne le sache pas. Où peut bien se trouver sa garde rapprochée ? Où cachent-ils leurs armes ? Il doit y en avoir au moins deux, du genre indétectables.

— Réveille-toi, Juanito. Je te demandais si tu as quelqu'un ou si ton job important ne te laisse pas de temps pour refaire ta vie.

— Je… Tu sais, je préfère que les choses arrivent toutes seules.

— Ce que je peux te dire c'est que si tu te balades comme ça avec une demi-molle la plupart du temps, tu vas sûrement attirer l'attention.

Et elle sourit avec malice.

Me provoque-t-elle ?

Un bruit de cavalcade et Leti s'arrête avant de nous rentrer dedans, poursuivie par Antoñito. Je me retourne avec sur les lèvres un sourire paternel et je me trouve face aux yeux bleus de l'animatrice. Face à son sourire.

Antoñito me dit je ne sais quoi à propos d'une compétition qu'il a gagnée deux fois de suite et que si je ne le crois pas que je demande à Yolanda.

Yolanda sourit et m'assure que c'est un vrai champion mais elle le dit en me regardant moi. Je crains que le nudisme ne commence à m'affecter. Je dois faire attention à ne pas me déconcentrer dans un moment comme celui-ci. Mais elle continue à me regarder sans ambiguïté. Je suppose que Leti, avec l'instinct social qu'elle a hérité de sa mère, l'a mise au courant de la situation. Yolanda me dit qu'elle aimerait me parler quand j'aurais un moment et le moment c'est maintenant, sous les yeux agacés de Leticia, dépitée de voir une jolie femme s'intéresser aux ruines qu'elle a dédaignées.

Nous cheminons côte à côte et, pour la première fois depuis le début du voyage, je me sens tranquille. Je la regarde et une partie de ma tranquillité disparaît.

Une bonne partie. Elle le remarque et sourit :

— Ne t'inquiète pas : c'est normal au début, mais dans un ou deux jours tu verras que tu n'y feras plus attention.

— J'en doute, si tu es devant moi.

Un moment, ce n'est pas moi qui ai répondu, mais Numéro Trois.

C'est sa voix, son sourire et sa façon de marcher. Elle me regarde avec intérêt et baisse les yeux.

— J'espère ne pas t'avoir ennuyée, lui dis-je sans la moindre intonation de gêne.

— Non. Ecoute, ta fille m'a parlé de la surprise que vous avez eue. Si tu veux, je peux faire en sorte qu'on vous change de place…

— Ce n'est pas la peine, nous sommes des gens civilisés… même si je ne le parais pas.

Elle éclate de rire. Nous marchons à présent sur le sable.

— Il y a longtemps ?

— Deux ans. Mais ce n'est pas la fin du monde.

— Ne m'en parle pas, soupire-t-elle. Tu sais que ce soir il y a une fête de bienvenue ?

— J'espère que ce n'est pas trop habillé, parce que j'ai laissé mon nœud papillon à Madrid.

De nouveau l'éclat de son rire. Si elle recommence, je ne réponds plus de moi.

— Ne t'en fais pas pour ça. Si tu veux un conseil, plus vite tu te débarrasseras de tes vêtements, plus vite tu oublieras que tu es nu. Sauf si tu as l'intention de passer le mois enroulé dans ta serviette.

Elle connaît la durée de notre séjour. Est-ce que ça fait partie de son travail ou est-ce une marque d'intérêt pour moi ? Et, plus étrange : pourquoi l'Entreprise a-t-elle réservé un mois entier, la durée de mes vacances, et depuis quand tout cela a-t-il été planifié ?

La proximité de Yolanda m'empêche de réfléchir clairement.

En fait, je n'ai pas envie de réfléchir.

— Je vois que tu ne suis pas tes propres conseils, lui dis-je en regardant ses vêtements simples : un short et un petit haut à bretelles sous lequel ses seins libres bougent avec élégance.

— Ce sont les règles de la maison, soupire-t-elle. Vous, vous pouvez vous balader nus presque tout le temps et presque partout, sauf au restaurant, à la cafétéria et au marché. A part pour quelques activités, le personnel doit rester habillé.

Tout en parlant nous sommes arrivés devant une crique aux eaux bleu foncé. Yolanda se déshabille en deux temps trois mouvements. Elle ne porte rien dessous.

— Et les règles de la maison ?

— Aujourd'hui c'est mon jour de congé. Tu viens ?

Elle s'élance vers la mer et je la suis.

Elle laisse tomber ses vêtements sur le chemin et je me débarrasse de ma serviette comme d'un poids mort.

Combien de temps avons-nous joué dans l'eau, combien de rires, combien de vagues ? Je n'ai pas envie de calculer. Ni le souvenir flou des enfants ni la prévision de la fureur de Leticia quand je reviendrai à la tente n'arrivent à me détourner de ce bien-être dans lequel mon érection suit son cours comme l'eau d'une rivière. Naturelle et torrentueuse, bercée par les vagues. Je suis conscient de cette tension en sortant de l'eau, mais je me sens bien. L'eau ruisselle lentement sur le corps de Yolanda, comme si elle se refusait à la quitter. Ce que je comprends.

Elle arrive devant ma serviette et, avant que je puisse m'en servir pour me couvrir, elle la prend et s'essuie avec. Elle me la tend et quand j'ai fini de m'essuyer ce n'est plus qu'une masse trempée et lourde.

Je l'abandonne sur le sable.

Yolanda est allongée sur le dos et contemple le soleil qui la contemple avec envie.

Je fais comme elle et nous nous taisons pendant un moment.

Le soleil se cache derrière un nuage blanc. Elle rit et je lui demande pourquoi. La raison est entre mes jambes, dressée vers le soleil.

— C'est normal que le soleil se cache si tu le menaces comme ça.

Je m'assieds en essayant de dissimuler, ce qui est pire.

Elle rit encore et je ne sais pas de combien, mais je sais qu'elle a dépassé les limites de sécurité. A une dizaine de mètres de nous des couples nus se promènent, des vieux tranquilles s'étendent au soleil, et trois ou quatre enfants gambadent sur la plage.

— Je regrette, je…

— Qu'est-ce que tu regrettes, Juanito, d'être vivant ?

Elle s'assied et me regarde dans les yeux.

— Quel âge as-tu, trente-quatre, trente-cinq ans ?

Tiens, mon âge n'est pas mentionné sur ma fiche. Je lui réponds que j'ai trente-neuf ans et elle a l'air sincère en me disant que, sans les enfants, elle m'aurait donné quelques années de moins.

— Mais ça n'a pas d'importance. Tu as un regard propre, Juan. Tu bandes depuis presque deux heures ? Et alors ? Si tu savais le nombre de types ici qui te tiennent tout un discours philosophique et sain sur le nudisme et qui ne pensent qu'à te sauter à la première occasion…

Je me retiens de lui demander combien ont réussi. A la place, je bredouille que, quand même, elle me pardonne pour "ça". Elle baisse lentement les yeux, avec un effet prévisible, et déclare :

— Il n'y a rien à pardonner, Juanito. Disons que je prends "ça" pour un compliment. Un compliment assez considérable.

Tout est dit.

Tout ce qui peut être dit pour le moment.

Et s'il devait rester quelque doute, elle me reparle de la fête de ce soir :

— C'est une tradition à chaque début de saison, pour que les gens fassent connaissance. Et à l'extérieur, il y a une fête pour les enfants.

— Je ne sais pas si je…

— Moi si, me coupe-t-elle avec douceur. Mais pas pour travailler. Je suis en congé jusqu'à demain. Tu viens avec moi ?

Les doutes une fois dissipés, nous bavardons.

Elle a les vingt-sept ans que je lui donnais, un diplôme de philologie et pas encore de boulot fixe. Ce qui lui permet de travailler chaque été dans des endroits comme celui-ci, puisqu'elle pratique le naturisme depuis son adolescence. Elle vit à Madrid, bien que dans sa façon de parler affleure par moments quelque chose d'andalou. De Málaga, me dit-elle. Elle ne parle pas de sa famille ni de quelqu'un en particulier. Elle me questionne peu sur moi, ce qui me plaît parce que je ne suis pas obligé de raconter trop de mensonges.

Il faut partir.

La plage commence à se vider et nous pensons, sans le dire, que tout ça aurait dû commencer plus tôt, et qu'il faut nous en aller avant que la solitude fasse naître d'autres idées. Elle baisse les yeux. Mon érection a diminué, mais pas complètement.

— Ça reste un compliment considérable, dit-elle en souriant et en appréciant le bond que fait mon pénis.

Un éclat de rire. Et nous quittons la plage.

Sur le chemin du camping, bien qu'elle soit habillée, je la sens plus proche. Et peut-être un peu nerveuse, comme si elle avait besoin d'une réponse à son invitation de ce soir, d'une certitude. Son intérêt me flatte et je me borne à lui dire que je serais ravi de la revoir… même avec une robe.

— Chaque chose en son temps, me promet-elle.

Mais je ne peux plus continuer à jouer.

Je presse le pas en essayant de faire en sorte qu'elle ne se rende pas compte de ma précipitation à vouloir arriver aux tentes, je lui dis au revoir avant d'arriver à la place centrale avec une excuse quelconque. Dès qu'elle disparaît de ma vue, je retourne sur mes pas et reprends le chemin par lequel nous sommes passés.

Il y a quelques minutes, entre les arbres, près d'une grande caravane, j'ai aperçu une voiture.

Celle qui était à Leticia.

La voiture dont le conducteur peut être tué à n'importe quel moment.

7

Il met un moment à me reconnaître. Moi, je l'ai identifié tout de suite, bien qu'il ait grossi depuis la dernière fois. Il porte un bermuda avec des fleurs, un bandeau de bonne qualité sur l'œil, et rien d'autre. Si l'on ne tient pas compte de la jambe orthopédique.

Il reste un moment à me regarder, une question affleurant sur les lèvres. Une fille sort de la caravane. Une grande fille blonde et mince, aux seins bien trop volumineux pour lui appartenir. Elle est totalement nue et épilée, mais mon étonnement à voir Tony ici la prive de l'admiration à laquelle elle est habituée.

— Juan, dit-il en écarquillant les yeux.

— Tony ? j'interroge comme si je souhaitais que ce ne soit pas lui.

Nous nous embrassons avec une certaine difficulté, parce que je me sens ridicule dans ma nudité. Je suis conscient du regard que la blonde pose sur moi. Elle attend les présentations les mains sur les hanches.

Elle s'appelle Sofia et c'est la fiancée de Tony. Je n'ai pas besoin de me poser la question de la différence d'âge, parce qu'elle me dit d'un air hostile qu'elle a vingt-quatre ans et puis Tony fait apparaître des bières et des sourires tout en lui racontant que j'étais son meilleur ami, son capitaine, son frère perdu enfin retrouvé.

Ma première impulsion est de me tirer, mais je veux en savoir plus sur cette voiture, même s'il est probable que Tony l'a achetée à Leticia sans savoir qu'elle m'avait appartenu auparavant.

Il n'y a pas grand-chose à se raconter. Ou plutôt si.

Ces dernières années, Tony a surmonté sa dépression et il s'est remis à inventer des choses. Il a vendu les brevets, a investi avec audace, a réinvesti, et s'est constitué une fortune considérable. L'adjectif "considérable" me rappelle Yolanda et me fait sourire. Chacun considère ce qui l'intéresse le plus.

— Bah, j'ai plus qu'il n'en faut à un obèse invalide, dit-il en tapotant le cul ferme de Sofia.

Je ne l'écoute que d'une oreille, avec cette parcelle de mon attention que mon métier secret m'a appris à développer. Le reste est concentré sur Sofia, même si je ne la regarde pas. Sa nudité, bien sûr, mais aussi quelque chose de plus dangereux. Cette fille est nue comme une lame effilée, comme une balle sur le point de se nicher dans le chargeur d'un pistolet, comme une main qui peut tuer à la fin d'une caresse.

Tony ne se rend compte de rien, bêtifiant dans son bonheur, amoureux sans se poser de questions sur cette fille froide qui doit se laisser aimer comme une statue ; heureux de ses retrouvailles avec son cher capitaine pirate à qui, sans le savoir, il a offert un œil et une jambe.

J'assiste, distrait, à son euphorie, car, plus que le corps sensuel de Sofia, c'est ce que cette fille cache sous cette enveloppe parfaite qui m'intrigue. Elle n'est pas mon genre, je veux dire que j'ai toujours aimé les femmes avec quelque chose de doux, même dans la passion et les gémissements.

Comme Yolanda, j'imagine.

Il y a des années que j'ai renoncé à savoir si je suis un monstre ou juste un type normal avec un travail différent.

Mais je sais que j'aime les femmes généreuses.

Comme Leticia avant qu'elle m'en veuille. Ou comme je pensais qu'était Leticia.

Mais Sofia, en revanche, a le sourire froid de celle qui fera ce qu'elle a à faire, sans remords ni plaisir, juste l'ambition d'accomplir une besogne pour laquelle il est inutile que je me pose des questions. Les doutes brouillent la précision.

Je me surprends à me demander comment doit être mon sourire.

— Tu vises bien, mon gars, me dit l'homme fatigué au regard vif.

Je compris qu'il surveillait ma respiration, le frémissement de mes narines, mes pupilles, mon pouls, guettant l'émotion que j'aurais dû manifester en réussissant à atteindre le centre de mes cibles. Il ne trouverait rien, mais je me demandai pourquoi il cherchait.

— Tu ne veux pas voir ? insista-t-il en appuyant sur le bouton qui faisait s'approcher de nous la cible en carton avec la silhouette noire trouée à la tête. Ça se voit que tu as confiance en toi…

Si quelque chose me manquait c'était bien la confiance en moi.

C'est peut-être pour cette raison que je me laissai entraîner à boire un verre, puis un autre avec lui, malgré l'impression que ses questions alcoolisées n'étaient qu'un prétexte, car en réalité il savait tout de moi. Cette nuit-là je rentrai à l'aube à la maison. J'étais saoul, et je pensais que cette anomalie éveillerait l'attention de Leticia et que ça pourrait secouer l'apathie qui s'était installée entre nous.

Leticia ne se réveilla pas et l'apathie occupa quelques mètres supplémentaires de nos vies.

Et c'est ainsi que, quelques jours plus tard, quand il me téléphona au bureau, bien que je ne le reconnusse pas tout de suite, j'acceptai son invitation comme une marque d'indépendance.

Je pourrais reproduire mot pour mot tout ce qu'il me dit cette soirée-là, son nom et sa profession officiels, et le filet de philosophie bon marché dans lequel il s'amusa à m'entortiller.

Ce qui est certain, c'est que, d'une façon ou d'une autre, je savais que tout ça n'était qu'une imposture. Mais le vieil instinct du flibustier que je n'ai jamais été m'encourageait à le suivre pour découvrir ce qu'il me voulait.

A la fin de la nuit, laissant tomber la cuite exagérée qu'il avait mise en scène à mon intention, le vieux Numéro Trois me fit une proposition qui allait changer ma vie. Ou c'est ce que je voulus croire.

Je dois retourner, je dois réfléchir et, surtout, je dois mettre de l'ordre dans mes priorités. Il est clair que Tony est l'objectif, puisque la voiture de Leticia est maintenant la sienne. J'ai failli lui raconter, mais il n'a jamais eu de contact avec ma famille et n'a pas besoin d'en savoir plus. Je l'ai félicité pour l'excellent état de la voiture, mais Sofia fronce son nez parfait et part se promener en remuant son cul.

— Elle est encore de mauvaise humeur, confesse Tony amusé. Elle m'accuse d'être radin, parce que je lui ai offert une Mercedes d'occasion alors que j'ai plusieurs voitures neuves. C'est qu'elle conduit comme une folle et qu'elle a déjà eu plusieurs accrochages…

Tout colle. A part le coup d'œil furtif de Tony tandis que la fille s'éloigne.

— En plus, je ne crois pas que l'immatriculation de cette voiture soit connue. Je viens juste de l'acheter.

Une question inévitable et une réponse inquiétante : encore une fois, il est en danger.

C'est vague, mais les indices me préoccupent. Des affaires florissantes et un associé ambitieux possédant trois licences, un master et deux neurones, qui s'obstine à vouloir vendre la poule aux œufs d'or à des acheteurs que Tony décrit comme *des gens pas très clairs*.

— Putain, personnellement je m'en fous, parce que depuis que je connais Sofia j'ai envie de prendre ma retraite et de profiter de la vie, tu vois ? Mais il y a des limites et je me refuse à vendre ma chaîne de maisons de retraite à des types qui vont sûrement traiter les pauvres vieux comme du bétail…

Ce qui veut dire que mon copain n'a pas abandonné son intérêt pour les vieillards. Puisqu'il n'a pas réussi à leur proposer un système pratique d'évacuation, il a investi son argent dans la création d'une chaîne de maisons de retraite modèles dans tout le pays.

— Et c'est quand j'ai dit non que tout a commencé, Juan. J'ai été suivi à plusieurs reprises, et j'ai eu quelques accidents qui pourraient bien s'avérer être des attentats, des menaces téléphoniques anonymes, et même un ultimatum.

Je lui demande quand expire le délai. Il répond qu'il a expiré, mais que, bien que boiteux et borgne, il est toujours un pirate et qu'il ne se rendra pas.

— Tuer, mon gars. Tuer des fils de pute contre de l'argent. J'appelle ça accélérer le cancer parce que, la plupart du temps, ces types fument et qu'ils ne feraient de toute façon pas de vieux os.

Le vieux Numéro Trois avait quitté son masque de fêtard et ses gestes étaient précis, bien que sa voix ait gardé son ton aimable.

— Tuer. Dis-le. Dis-le plusieurs fois et tu verras que ça perd sa signification et que ça sonne comme manger ou chier. Mourir est une fonction physiologique comme une autre et la seule chose que nous faisons c'est garantir que ça arrive quand quelqu'un en a besoin et pas quand ça n'a plus d'importance. Tu comprends ? Tu as tout ce qu'il faut, tu es froid comme un putain de poisson et tu vises comme un dieu. Tu ne penses pas à faire le beau et tu ne prends pas des airs de pistolero de cinéma. Tu tires comme si tu pissais, mais il y a des mois que je t'observe et tu ne laisses pas dévier la moindre putain de goutte. Qu'en dis-tu ?

Je dis que oui.

D'une certaine façon ça réglerait mes problèmes. Je pourrais rester moi-même et personne ne serait au courant. A part moi qui continuerais à vivre dans la grisaille que j'avais recherchée pour ne plus risquer de causer de tort à personne. Après tout, c'était comme devenir pirate : s'approcher de l'objectif, l'aborder, le faire couler et revenir à mon île.

Je dis que oui.

Il me parla un peu de l'Entreprise, et il me sembla que lui-même n'en savait pas grand-chose. Parfois il laissait entendre qu'elle était liée au gouvernement, d'autres fois il le niait et éclatait de rire. Je travaillerais directement sous ses ordres, parce que c'était lui le meilleur. Et il fallait que moi aussi je devienne le meilleur, pour le jour où il lui faudrait raccrocher son pistolet.

Je suivis une formation dans des coins perdus de différents pays.

Je fus entraîné par des types taciturnes qui ne semblaient s'animer que lorsqu'ils me voyaient tirer. Le vieux Numéro Trois m'enseigna tous les trucs. Leticia se bornait à soupirer quand je revenais de mes tournées dans les hôpitaux de province ou d'un congrès à Paris.

— Et pourquoi les vendeurs de papier hygiénique d'Europe se réunissent ? Pour savoir le pays où on en utilise le plus ? me demanda-t-elle un jour et, alors que j'ouvrais la bouche pour lui répondre, je compris qu'elle se foutait de moi.

Elle ne fit pas le moindre commentaire à propos de l'accroissement notable de mes rentrées d'argent. Simplement nous changeâmes de maison et nous achetâmes une nouvelle voiture. Je l'entendis une fois dire dédaigneusement à l'une de ses amies quelque chose comme *oui, chérie, il semble que les gens chient de plus en plus de nos jours*.

Je suis sûr que si j'avais été un médecin de campagne crève-la-faim, elle m'aurait détesté de la même façon. Leticia aurait voulu que je devienne un grand médecin, si grand que j'aurais éclipsé son père.

Enfin, le vieux Numéro Trois décida que j'étais prêt.

Je livrai mon premier colis un mardi après-midi. C'était un homme d'affaires à l'air têtu et au visage rougeaud. Il possédait quelques usines et, sous un autre nom, une chaîne de bars sur le bord des routes remplis de putes mélancoliques. Il me vit arriver sur le parking et mon sourire le désarçonna. Je suppose qu'il me prit pour l'un de ses employés.

— Vous partez déjà, monsieur ? lui demandai-je.

— Ça ne se voit pas, imbécile ? aboya-t-il.

Le trou apparut sur son front un instant après. L'autre surgit si près qu'on aurait dit une prolongation du premier.

— Si, ai-je dit.

Le vieux Numéro Trois m'applaudit affectueusement et me prit la main.

Une demi-heure plus tard j'étais chez moi, et j'allumai les bougies du gâteau d'anniversaire de Leti. Elle fêtait ses sept ans.

Je raconte à Tony que je dois retrouver un groupe de gens et il sourit d'un air compréhensif :

— Une gonzesse. Il y a toujours une gonzesse. Je le sais bien, moi. Sinon, qu'est-ce qu'on peut bien foutre à poil dans cette forêt, avec tous les hôtels de luxe qu'il y a par ici ? Mais Sofia a insisté et…

Nous décidons de nous revoir bientôt et je pars avant le retour de la femme de glace, que je devine plus chaude que n'importe quel feu. Je fais un tour pour que Tony ne voie pas dans quelle zone se trouve ma tente. C'est une précaution inutile, je le sais bien : l'endroit n'est pas si grand et nous finirons par nous croiser. Mais ce n'est pas facile de se débarrasser des habitudes du métier.

J'en profite pour réfléchir.

Tout indique que ni Leticia ni les enfants ne sont les objectifs.

C'est peut-être le juge.

Ou Tony.

Si c'est le juge, malgré toute l'admiration que j'ai pour lui, je n'interviendrai pas.

C'est la troisième fois que je retrouve Tony en danger et je ne permettrai pas qu'on lui fasse de mal.

Cette fois, je l'aiderai et tout se passera bien.

La troisième fois est la bonne, dit le dicton.

8

J'avais oublié comme le regard de Leticia peut brûler. Et il me brûle quand j'arrive dans la zone des tentes, où le juge, les enfants et elle ont l'air de rejouer la scène de la famille parfaite, les vêtements en moins. Beltrán a fini par se résigner et il ne porte plus sa serviette enroulée autour de la taille. Nous ne pouvons nous empêcher de comparer les longueurs, les épaisseurs, les proportions. Tous, y compris les enfants, bien que cela fasse rougir Antoñito. Je remercie en secret la tension récupérée en partie, quand en venant jusqu'ici j'ai aperçu au loin la silhouette de Yolanda qui se dirigeait vers le restaurant. Je me sens bêtement fier, parce que je suis meilleur que Beltrán dans ce duel de dimensions. Pas de beaucoup, mais je suis meilleur.

Ma fille a grandi plus que je ne le pensais, et elle ressemble à sa mère plus que je ne le craignais. Pendant que nous tentons de briser la glace à coups de politesses et de canettes de bière, elle me murmure à l'oreille :

— Mais il est juge, papa.

Je pense exprimer le sentiment général si j'affirme que, habillés au restaurant, nous nous sentons moins à l'aise que tout à l'heure, nus sous les arbres. Beltrán a insisté pour que nous déjeunions ensemble et Leticia ne sait pas encore si cette situation lui plaît ou l'agace. Yolanda passe un plateau à la main et nous salue si innocemment que mes hormones entrent en effervescence. Leti murmure quelque chose comme *au fond, papa n'est pas aussi lent que tu le disais*, et sa mère avale de travers la côtelette qu'elle dégustait avec la sérénité de quelqu'un qui sait que sa ligne ne risquera rien tant qu'il existera des salles de gymnastique.

Je ne montre rien, mais j'ai hâte d'arriver à la fin du repas, que les enfants partent vers l'une ou l'autre des activités proposées et que je puisse rester seul.

J'ai besoin de réfléchir.

Café, petite gêne de Beltrán quand mon ex propose avec des mines de chatte de faire une petite sieste. Je soupire avec soulagement quand je me retrouve seul sur la terrasse avec un verre de bourbon, un café et un livre comme excuse pour avoir l'air d'un touriste comme les autres. J'ai acheté une banane dans la boutique du camping, un objet qui semble très demandé, et qui possède un avantage intéressant : si tu le tournes vers l'avant, il te couvre en partie et tu te sens un peu moins nu, quoiqu'un peu plus ridicule. J'y ai mis mon téléphone portable mortel, la calculatrice assassine et un paquet de cigarettes. Je me sens presque habillé. Je viens de comprendre qu'il m'est difficile d'avoir les idées claires quand je suis à poil. Surtout si je pense à Yolanda.

Trop de coïncidences.

Le vieux Numéro Trois me disait toujours : *Méfie-toi des coïncidences et des putes aux petits seins.* Je n'ai jamais compris le rapport, et je n'ai eu affaire aux putes que pour des motifs professionnels. Quant aux femmes en général, je les préfère avec des gros seins. Comme ceux de Yolanda.

Mais pour ce qui est des coïncidences, je suis d'accord.

Dans mon boulot, quand elles se produisent, c'est mauvais signe. Et jamais il n'y en avait eu autant. Mais le vieux Numéro Trois m'a aussi appris que, pour analyser efficacement une situation, il faut d'abord énumérer les faits, et poser les questions après.

Les faits :

Ils me chargent d'un travail inhabituel dans un moment spécial. Il n'est pas rare qu'ils m'ordonnent de livrer un colis au dernier moment et ils n'ont jamais tenu compte des vacances ni des jours fériés. Ce qui a toujours énervé Leticia qui affirmait qu'on ne traitait pas comme ça un vrai cadre supérieur.

Cela dit, même pour les commandes les plus précipitées, il y a toujours eu derrière un plan méticuleux, une étude préalable des habitudes, des itinéraires et autres détails.

Et il y a des années qu'ils ne m'ont pas demandé de surveiller un client. C'est une tâche effectuée par d'autres, moins bien placés dans la hiérarchie.

Et le plus étrange : ils m'envoient faire un boulot confus alors qu'ils savent que je suis avec mes enfants. C'est bizarre. Ils sont toujours très attentifs à tout ce qui pourrait nuire à la concentration. On raconte que Numéro Deux a une fois repoussé d'une semaine la remise d'un colis, le temps que la fille du tueur soit rétablie d'une grave pneumonie. L'autre partie de la même rumeur, recueillie lors de rencontres fugaces avec des compagnons de guet dans des appartements vides, affirme que, si la petite n'avait pas guéri pendant cette période, Numéro Deux aurait donné l'ordre de l'éliminer en simulant une erreur médicale.

Un assassin préoccupé rate son coup.

Un assassin plein de douleur tue avec plus d'efficacité.

Je n'aime pas ces pensées.

J'aime le bourbon.

Et j'aime bien Yolanda qui passe à quelques mètres, me salue et ne m'envahit pas.

Et oui, comme je m'en souvenais, elle a des seins généreux.

Les faits :

Le numéro d'immatriculation de la voiture, dont le conducteur devait tout d'abord être liquidé puis seulement surveillé, est celui de mon ex-femme.

Est-il possible qu'ils ne le sachent pas ? Non. Ou qu'ils m'en aient chargé justement parce qu'ils le savaient ? J'en doute. Je leur conviens comme ça, libre et sans famille à qui donner des explications quand je voyage ou que je disparais pendant plusieurs jours. Je ne crois pas qu'ils arrivent à garantir cette sécurité en assassinant mon ex-femme pour éviter une réconciliation impossible.

S'ils avaient dû tuer Leticia, ils en auraient chargé quelqu'un d'autre, et ils l'auraient fait selon les règles de l'Appendice 25 (morts apparemment accidentelles).

Les faits :

Le juge. Lui est un objectif de première. Mais c'est pareil : s'ils savent – et c'est sûr qu'ils savent – qu'il a une liaison avec mon ex-femme, ce n'est pas moi qu'ils enverraient le tuer. Une crise de conscience ou un excès de joie peuvent faire rater le coup le mieux préparé. Sauf s'ils prétendent me faire assumer la responsabilité et que cela apparaisse comme un crime passionnel et rien d'autre.

Les faits :

La voiture n'est plus celle de Leticia et ça aussi ils le savent.

Elle appartient maintenant à Tony, menacé par un associé ambitieux.

Il est possible qu'ils ignorent notre amitié d'enfance. Je n'en ai jamais parlé.

Tony a été amené ici par sa mince et dangereuse fiancée. Celle qui a des seins énormes, dont je jurerais que les originaux étaient petits.

Très petits.

Les faits :

Je vais demander un autre bourbon, l'après-midi est doux et de la table où je suis assis j'ai un poste de surveillance privilégié.

Les faits :

Trop de hasards. C'est peut-être un piège, c'est moi qu'ils cherchent ici, où, entouré de mes enfants, de mon ex-femme et de mon ami, je ne pourrais pas me défendre comme ils me l'ont appris. Mais pourquoi moi ?

Les faits :

Je suis tellement concentré que je ne me rends pas compte que depuis un moment je joue avec le téléphone portable. Aussi, je sursaute en l'entendant sonner et je manque de me trancher une oreille avec la fine lame que j'ai activée en appuyant machinalement sur la combinaison des touches.

— Allô, Numéro Trois, me dit une voix inconnue.

— Vous vous trompez de numéro, je réponds en suivant les indications du manuel.

— Ne quittez pas, ordonne la voix qui est toujours inconnue, mais dont le ton sec n'admet pas de réplique.

— C'est bon. Bonjour, Numéro Trois, me salue la voix de femme que je connais si bien. Je vous passe Numéro Deux.

J'imagine quelque dispositif sophistiqué qui transforme la voix selon l'agent appelé. Et j'imagine aussi que le technicien responsable est en vacances et qu'un bricoleur quelconque le remplace. Même les multinationales du crime sont obligées parfois de faire avec des bricoleurs médiocres.

— Bonjour, Numéro Deux.

— J'ai une bonne nouvelle pour vous, m'annonce-t-il de sa voix sépulcrale. L'opération est reportée. Numéro Treize ne viendra pas. Et vous pourrez vous en aller dans deux ou trois jours.

— Pourquoi pas tout de suite ?

— Parce que j'ai dit que c'était reporté et pas annulé. En ce qui nous concerne vous pouvez rester là jusqu'à la fin du mois. Vous avez été payé. Observez le client, prenez des notes et vous m'enverrez un courrier électronique la semaine prochaine avec vos conclusions, hésite-t-il, avant de poursuivre. Et désolé pour le contretemps, mais j'ai donné l'ordre que cette opération vous soit comptée comme une remise de colis.

Il raccroche sans dire au revoir.

Je suis soulagé.

Personne ne va mourir à côté de mes enfants. Je dois seulement surveiller l'objectif pendant deux jours, et lundi, depuis n'importe quel cybercafé, envoyer un mail chiffré avec le compte rendu des habitudes du bonhomme, pour l'information de celui qui devra s'en charger plus tard. Et puis, profiter de mes vacances.

Pourquoi n'ai-je pas demandé qui était l'objectif ? Peu importe, je m'en rendrai bien compte. J'ai été entraîné à ça.

Ce qui m'étonne c'est que je sois payé comme pour un colis livré.

Numéro Deux paie bien, mais pas un centime en trop.

Et il ne fait pas de cadeau.

Il y a trois ans, une corbeille de Noël est arrivée sur mon bureau avec une carte signée de son numéro. Quand j'ai raconté ça au vieux Numéro Trois, il s'est mis à rire et m'a déconseillé de la rapporter à la maison. Les bouteilles de vins fins contenaient des explosifs et les nougats des détonateurs. Sous les chocolats, il y avait les photos et les instructions pour une commande que nous avions dû livrer la nuit de Noël (la colère de Leticia quand j'ai dû laisser son père devant le dîner au *Ritz*), et les gâteaux dissimulaient des balles creuses. La bouteille de whisky douze ans d'âge contenait de l'acide pour désactiver les installations de sécurité de l'immeuble.

— Et que se serait-il passé si j'avais bu une bouteille ? ai-je demandé.

— On te l'aurait déduit de ton compte, avait répondu le vieux Numéro Trois.

Les faits :

Je ne sais pas si c'est le nudisme, l'alcool ou mes morts (quinze, Juan, quinze, il est temps de comptabiliser le vieux Numéro Trois), mais je commence à devenir parano. Je n'ai jamais failli. Je leur suis indispensable. Et j'en sais très peu, trop peu, pour être dangereux.

Les faits :

Il est impossible que le juge soit là sans escorte. Qui, où, comment ?

Les faits :

Je pense à Yolanda et j'oublie tout le reste, j'aspire à ce que la nuit tombe vite et que, quoi qu'il arrive, ça n'arrive que demain.

Je me détends, je finis mon verre et me plonge dans mon livre.

Quiconque m'observerait verrait un cadre au repos, en vacances dans un camping naturiste chic, sirotant son verre et lisant paisiblement. C'est ainsi que je me sens. Je m'imagine me découpant sur le vert des frondaisons, sans rien à craindre.

Comme sur une photo.

J'ai vu beaucoup de gens comme ça.

Comme sur une photo.

Ou dans la mire d'un télescope.

Une seconde après ils étaient morts.

9

La fête de bienvenue nudiste n'est pas ce que j'attendais. En fait, je ne sais pas trop ce que j'attendais. J'attendais Yolanda, et elle n'arrive pas. Le responsable du camping, plus gay qu'une colonie de pinsons mais qui croit que ça ne se remarque pas, papillonne de-ci, de-là, présentant les uns aux autres les vacanciers qui ne se connaissent pas encore.

Et Yolanda n'arrive pas.

Le responsable en fleur, un sourire scintillant figé sur les lèvres, est au bord de l'hystérie.

J'observe les gens. Comme si j'étais au cinéma. J'aime ça.

C'est curieux comme la façon de s'habiller révèle les différences. Dès le premier regard, je remarque l'aplomb des habitués et la gêne des nouveaux.

Ceux que de précédentes expériences ont initiés aux rituels naturistes portent des vêtements confortables et légers, beaucoup de lin blanc pour eux et des robes amples pour elles. Le bronzage raisonnable des peaux parachève la tenue et ajoute une petite touche d'élégance à l'ensemble.

Les nouveaux se divisent entre ceux qui savaient qu'il y aurait une fête d'arrivée et ceux qui ne s'y attendaient pas.

Je ne sais pas dans quel groupe me placer. Car ceux qui étaient au courant, dans l'ensemble, étaient mieux à poil : des hommes qui s'estiment vêtus avec décontraction et distinction, mais qui ne se distinguent que par la marque de leurs polos, le traditionnel crocodile, la raquette ou tout autre symbole dénonçant le prix prohibitif du vêtement. Deux d'entre eux portent un costume, et j'imagine que les cravates reposent au fond des poches, au cas où. Entre les femmes la confusion a également causé des dégâts et il est amusant de voir, vêtues de robes habillées, les mêmes femmes bien roulées que j'ai croisées l'après-midi dans le camping, nues et chaussées de sandales à hauts talons. J'ai l'impression qu'elles portent les mêmes sandales.

L'autre groupe de nouveaux, ceux qui ne s'attendaient pas à une fête d'arrivée et qui n'en voulaient pas parce qu'ils sont là pour passer des vacances à poil, montre bien une absence de prévision dans la façon dont ont été préparés les sacs de voyage : bermudas, robes de plage, tee-shirts et casquettes de base-ball.

Tony appartient au deuxième groupe, avec sa chemise hawaïenne aux couleurs hypnotiques. Sofia, la glaciale Sofia, en revanche, a choisi une robe qui l'habille à peine, et qui aurait provoqué les mêmes hoquets dans une réception à l'ambassade. Devant, le décolleté plonge jusqu'au pubis, et, derrière, ceux qui souhaiteraient regarder pourraient contempler la naissance de son cul. Et il y en a plein qui le souhaitent. Moi compris, quand je me suis approché de mon copain pour le saluer. Elle n'a rien sous sa robe. Ça devrait n'avoir aucune importance ici, et pourtant cette provocation a quelque chose d'un peu inquiétant.

Leticia, toujours attentive au moindre détail, est parfaite, bien que ce soit la première fois qu'elle vient. Elle porte une robe à la fois simple et sexy, sans extravagance, d'un mauve très pâle. Une couleur qui lui sied depuis toujours. Elle a quelques années de plus que Sofia, elle est moins spectaculaire, mais tellement plus séduisante. Je ressens une pointe d'orgueil incongrue et idiote. Le juge, bien conseillé par mon ex-femme, porte un pantalon et une chemise en lin écru. Ils pourraient passer sans difficulté pour des membres du groupe des habitués.

Et moi ? Mon entraînement enlève tout mérite à ma façon de m'habiller puisque notre bagage de base dépend du personnage que nous interprétons, mais j'emporte quand même deux ou trois fringues pour des situations imprévues. Il ne m'a fallu qu'un petit tour avant de m'habiller pour sentir l'atmosphère et choisir un pantalon et une chemise blancs, histoire de ne pas détonner.

Et Yolanda qui n'arrive pas.

Comment sera-t-elle habillée ? Je regarde vers la porte et je vois les enfants dans la fête qui leur est réservée. A part les rejetons des hystériques de la mode, les autres portent leurs simples vêtements d'été, et plusieurs d'entre eux, déjà habitués à la nudité de la journée, courent et jouent tout nus, heureux comme des poissons dans l'eau. Les poissons sont-ils heureux ? Antoñito semble l'être. N'écoutant pas sa sœur, il crie et saute parmi les enfants nus, riant comme un petit pirate. Peut-être aura-t-il la chance de vivre la vie que j'ai laissée derrière moi ou, mieux, la vie qu'il aura choisie. Je ferai tout ce que je pourrai pour l'aider. Si j'arrive à sortir en vie de ce paradis naturiste.

En tournant les yeux vers le grand salon, pour voir si Yolanda est arrivée pendant que j'étais distrait, j'aperçois la fine stature de Sofia qui passe à côté de moi en direction de la sortie sans daigner me reconnaître. Je n'aime pas Sofia, même si je peux être sensible à son corps et à sa beauté froide. Je continue à penser qu'elle n'est pas née avec ces seins. Elle une allure de pute à petits seins, de celles dont se méfiait le vieux Numéro Trois. Je me retourne et, à la place des yeux bleu ciel de Yolanda, je me trouve devant un regard vert et sage. C'est un vieux bonhomme que j'ai aperçu plusieurs fois aujourd'hui. Il a l'expression joviale de quelqu'un qui a su tirer profit de la vie. Je me dis que mon père aurait pu être comme ça s'il avait vécu jusqu'à aujourd'hui. Si je l'avais connu autrement qu'à travers un vague souvenir, une photo brouillée et les reproches dolents de ma mère à propos de son manque de personnalité et de sa faiblesse de caractère.

— Tapageuse, mais efficace, dit le vieux en montrant du menton la porte que venaient de prendre Sofia et ses attributs.

— Ça dépend des goûts.

— Du bon goût, direz-vous. Moi, je continue à aimer les femmes belles, et je ne parle pas seulement des visages. Quoique aujourd'hui mon âge me pousse plutôt à la contemplation d'une toile qu'au plaisir de la peindre…

Il me plaît tout de suite. Ce n'est pas dans mes habitudes. En général, quand je fais la connaissance de quelqu'un, j'instaure une distance intérieure qui me protège du moindre affect possible. Je ne sais jamais si le lendemain je ne serai pas amené à tuer cette personne.

— Quel tableau serait-elle ? je lui demande.

— Un moderne, parfait, millimétré et glacé. Ou plutôt : elle ne serait pas un tableau mais une photo bien retouchée, une installation vidéo, un effet spécial programmé par ordinateur. Il n'y aurait pas de traces de pinceau, et chez une femme belle ce qui importe ce sont les traces de pinceau.

Je souris et j'acquiesce, je partage son opinion, bien que je ne l'aie jamais exprimée de cette façon. Et parce que, malgré la différence dans la forme, sur le fond il a parlé comme le vieux Numéro Trois, la grossièreté en moins.

Il tend la main et se présente :

— Andrés Camilleri.

— Juan Pérez.

Il m'invite à boire un verre et, puisque Yolanda n'est toujours pas là, j'accepte avec plaisir.

Sa conversation est mordante mais bienveillante. Nous observons nos compagnons de nudité diurne qui tentent en vain de paraître naturels.

— Avez-vous remarqué comment ces gens, qui, lorsqu'ils étaient à poil pendant la journée, se regardaient avec des faux airs d'innocence, sont à présent incapables de se montrer spontanés les uns envers les autres ?

Je comprends ce qu'il veut dire. Ils se regardent, nous nous regardons, avec une pointe de curiosité un peu tordue, cherchant sans doute à nous rappeler à quoi ressemblaient quand ils étaient nus ces corps maintenant habillés, nous demandant s'ils étaient avantagés ou non par les vêtements, évaluant les différences.

Ainsi une femme proche de la quarantaine et qui a apparemment investi en chirurgie esthétique une bonne partie de l'argent de son fortuné mari, moulée à présent dans une robe du soir rouge, est beaucoup moins éclatante que cet après-midi lorsqu'elle n'était que peau au soleil. Nous l'entendons protester parce qu'on lui a demandé de ne pas se promener dans le camp en culotte et soutien-gorge.

— C'est ridicule ! dit-elle à une de ses semblables. Ça voudrait dire que tu peux te balader comme Dieu t'a faite, mais que ce n'est pas correct de te montrer avec un ensemble string et soutien-gorge, pourtant adorable ? C'était un Valentino ! Tu sais ce que ça coûte ?

Camilleri et moi nous éloignons, peu intéressés par le prix de la lingerie de la dame. Je profite de notre regard sur la concurrence pour essayer de deviner qui sont les gardes du corps du juge. Sans résultat. C'est plus difficile que je ne croyais. Je ne détecte aucun regard en alerte, juste la même curiosité qui se répète dans tous les yeux. Nous sortons avec nos verres sur la terrasse et nous marchons un peu. Une partie de moi me dit que je dois attendre Yolanda, l'autre m'engage à profiter de la compagnie de Camilleri et m'assure qu'elle me trouvera.

Mon nouvel ami est un professeur d'université à la retraite. Il sourit quand je lui demande si sa spécialité est l'art.

— Non, mon cher, non. C'est une connaissance que j'ai acquise au fil des ans, quand on commence à plus regarder parce qu'on peut moins faire. Mon domaine était la littérature.

— Etait ? J'imagine qu'une passion comme celle-là ne s'abandonne pas à la retraite…

— Vous avez raison, Juan, ça ne s'abandonne pas. Mais j'ai passé ma vie à essayer d'inculquer ce virus à des générations de jeunes chaque fois plus pressés d'en finir avec ces formalités, soit pour se dépêcher d'oublier ce qu'on leur avait appris, soit pour connaître les maîtres afin de les dépasser dès leur premier roman. On dirait que les gens sont persuadés que, dans ce champ, le seul talent possible est celui de l'écriture, et oublient que pour lire il faut autant de génie que pour remplir des pages. Avant ma retraite, mon domaine était la littérature. Maintenant…

— Maintenant ?

— Maintenant j'écris des livres, avoue-t-il d'un geste résigné.

Nous rions de bon cœur et il me raconte que depuis dix ans il écrit des romans policiers, *avec plus de succès que je n'en mérite et plus d'habileté à imiter les maîtres que d'humilité à admettre que je ne les égalerai jamais*. Cette humilité me semble de la coquetterie, mais qui n'en est pas pétri ? Même dans mon sale boulot on se réjouit en silence d'un travail bien fait ou de l'échec d'un collègue.

Camilleri me raconte qu'il écrit sous un pseudonyme et, dans un petit accès de malveillance, je ne lui demande pas de me le dire. Je ne fais rien non plus pour que se poursuive notre conversation, parce que nous sommes arrivés à une petite colline située derrière les installations du camping. Là, s'alignent une douzaine de bungalows différents de ceux qui se trouvent à la disposition des clients qui viennent sans tentes ni caravanes. Cet après-midi même j'ai été sur le point d'en louer un quand Leti, versatile comme sa mère, m'a informé que j'étais un radin d'avoir choisi des tentes quand ces jolis petits bungalows *ont même la télé et des lecteurs de DVD, papa*.

Ceux-là sont moins coquets, ce sont ceux qu'habite le personnel du camping. Peut-être Yolanda vit-elle dans l'un d'eux. Peut-être celui qui est au bout, celui qui forme la petite barre d'un L, le seul qui a une fenêtre éclairée et qui laisse voir, à contre-jour, une silhouette féminine. Nue. Et bien qu'ici ce genre de choses ne doive pas attirer l'attention, Camilleri regarde et ne dit rien. Une silhouette d'homme corpulente et athlétique s'approche. Nue aussi. Une éternité se passe avant qu'il n'arrive jusqu'à la femme. Je suis sûr que c'est Yolanda. Et je suis sûr que ça me fait mal. Ce n'est pas logique, mais ça me fait mal. Je prie pour que la silhouette masculine s'arrête et je crois que j'y arrive. Mais, soudain, il se jette sur elle et l'enlace. Ils s'enlacent, se caressent, s'embrassent dans une passion violente. Deux ombres chinoises, deux découpes noires qui se fondent. Je refuse la colère et la douleur, je n'y ai aucun droit, mais c'est comme si, après une vie entière à m'interdire le moindre sentiment, tout débordait depuis le début de ce voyage. Sans doute la déformation professionnelle ou un message de mon subconscient énervé, mais je pense que ces deux-là offrent une cible parfaite.

— Une cible parfaite, murmure Camilleri, comme s'il lisait dans mes pensées.

— Que dites-vous ?

— Qu'ils me rappellent le début d'un de mes romans. Deux amants déchaînés devant une fenêtre, le rideau les dissimule, mais la lumière laisse deviner leurs ébats. Et quelqu'un avec un fusil, depuis le sommet d'une colline comme celle-ci, les tue…

— Son mari à elle. Ou sa femme à lui, dis-je sans pouvoir détacher mon regard de la fenêtre derrière laquelle l'homme saisit, secoue, et cogne contre le sien le corps de Yolanda, comme s'il voulait le briser.

— Ça, c'est ce qu'ils veulent faire croire, mais dans les romans, et dans la réalité, presque rien n'est ce que l'on croit, Juan. Qui vous dit que ces deux-là, que nous supposons être des amants adultères, ne sont pas qu'un couple d'employés qui profite de sa soirée de repos pour laisser libre cours à sa passion ?

Je ne dis rien parce que je sais qui elle est et que j'essaie de deviner qui il est. Parce qu'un mastard de cette taille pourrait bien être un garde du corps. Le garde du corps d'un juge menacé qui cette nuit baisera encore une fois mon ex-femme. Je me rends compte que ça m'emmerde moins que de penser à Yolanda pénétrée par un autre. Qu'est-ce qui m'arrive ? J'ai vécu presque toute ma vie à l'abri des sentiments et, aujourd'hui que j'ai baissé la garde sans m'en rendre compte, on dirait que je n'arrive pas à me ressaisir.

J'ai dû passer un long moment à rêver et à me souvenir, parce que les silhouettes ont maintenant disparu de la fenêtre. Quelqu'un soulève très légèrement le rideau puis le laisse tomber. Camilleri retient sa respiration. Moi aussi.

Moins de trente secondes plus tard, la porte du bungalow s'ouvre, une femme en sort. C'est Sofia.

— Vous voyez ? murmure le professeur. Ce n'était qu'une cliente qui croit que le sexe avec le personnel est inclus dans les prestations.

Sofia a disparu après avoir fait un grand détour, elle va sûrement retourner à la fête avec son expression inaltérable. Son camarade de jeux la suit peu après et je le reconnais. C'est un Suédois qui travaille comme maître nageur à la piscine. Quand je l'ai vu cet après-midi, j'ai pensé le compter parmi les possibles gardes du corps de Beltrán. Il a un regard inexpressif, un regard de poisson. Mais moi aussi je sais paraître innoffensif, s'il le faut. Et c'est alors que je suis le plus dangereux.

Camilleri respecte mon silence et nous retournons à la fête sans plus de commentaires. C'est comme si ce simple et bref – me dis-je bêtement satisfait – acte sexuel avait effacé notre échange intelligent de tout à l'heure.

Je crois que le monde fonctionne comme ça : les uns se posent des questions.

Les autres baisent.

Ça ne veut pas dire que c'est mieux.

J'ai passé ma vie à essayer de ne pas me poser de questions. Depuis que Tony a perdu son œil et moi l'ambition de devenir capitaine de pirates.

Quant au sexe, c'était comme le tir sportif avant, ou comme mon boulot de tueur après : quelque chose que je fais bien, proprement, sans que personne n'ait le moindre reproche à me faire. Mais peut-être, comme me l'a dit Leticia en me quittant, *tu serais le meilleur amant du monde si en plus de baiser tu te plantais parfois, si tu comprenais que les caresses sont maladroites dans la passion, les mouvements moins précis et plus ardents, l'air un soupir et pas un combustible pour alimenter un moteur à fabriquer du plaisir.* Oui, tout un discours, mais de tout ce qu'elle m'a dit, de tous les arguments qu'elle avait accumulés pour dire qu'elle en avait assez, c'est celui qui m'a fait le plus de mal.

Tout d'un coup j'ai peur de cette fin de soirée.

Tout d'un coup j'ai envie que Yolanda ne vienne pas.

Mais elle est venue, et son sourire éloigne les nuages, le ciel de ses yeux resplendit et son bonheur est sincère. Je la présente à Camilleri et nous bavardons un petit moment, avant que le professeur nous quitte. Il refuse l'invitation à un dernier verre :

— Je dois aller dormir et vous avez un tableau à peindre, dit-il d'un air énigmatique.

Yolanda sourit, sans comprendre, mais elle sait que ce qu'il dit est aimable.

En s'éloignant, le professeur me glisse :

— Quelque chose entre Klimt et Modigliani : aérienne et charnelle, douce et flamboyante. Vous avez très bon goût en matière de peinture, mon cher Juan.

10

Je suis persuadé que Camilleri a été un professeur formidable et que c'est un auteur intelligent. Mais, comme critique d'art, il aurait été inestimable. Sa description de Yolanda en est la preuve. J'y ajouterais une touche de sensualité à la Gauguin, quelque chose de l'éternité de Botticelli, et par moments, pour les nuages qui parfois passent dans son regard, la solitude que seul a su rendre Edward Hopper. Je peux parler d'art. Et de beaucoup d'autres choses encore. Notre formation est complète et variée, notre travail ne se limite pas à attendre pendant des heures derrière une fenêtre, un flingue à la main. On nous envoie régulièrement suivre des cours de tout un tas de disciplines. De longues périodes peuvent se passer avant que nous ayons l'occasion d'utiliser nos connaissances dans le cadre d'une livraison.

— Nous sommes comme ces acteurs anonymes qui passent des mois à répéter une œuvre ridicule sans savoir s'ils auront jamais l'occasion de jouer ne serait-ce qu'une fois, disait souvent le vieux Numéro Trois.

Lui-même avait une culture étonnante, il pouvait passer des heures à parler d'architecture ou de nouvelle cuisine. Il ne le faisait qu'avec moi, ou lorsque ce savoir avait quelque chose à voir avec un travail. Il abandonnait alors son élocution d'ivrogne, ses façons de client de bordel, et j'avais devant moi un architecte sensible, ou un gourmet raffiné. Le reste du temps, ou dans ses relations avec les autres dans les missions qu'il coordonnait, il redevenait le mercenaire primaire et brutal qu'il avait été dans sa jeunesse. Je me suis souvent demandé pourquoi il était différent avec moi. Mais, la seule fois où je lui en ai parlé, il m'a répondu :

— Si tu me ressors encore une connerie comme celle-là, je te tue. Et à l'œil.

Une minute plus tard, il versait une larme devant un tableau de Van Gogh.

— Ce jaune… Putain, comment faisait-il ?

C'est pour un travail au Louvre que je pris des cours intensifs d'art plastique. Il y a sept ans de cela. Je devais me faire passer pour un guide remplaçant et ils m'envoyèrent là-bas quinze jours avant pour que j'apprenne le musée par cœur. Au bout d'un moment mon rôle de guide me plut tellement que le vieux Numéro Trois dut me rappeler à l'ordre :

— Dis donc, mon gars, tu penses changer de métier ou quoi ? Quand tu parles des tableaux aux visiteurs, on dirait que tu as grandi avec…

Le jour de la livraison, je me rendis au musée non plus comme guide mais comme touriste. J'avais juste changé la couleur de mes cheveux, l'expression de mon visage, et c'était suffisant pour que personne ne puisse faire de rapprochement avec le personnage précédent. Le client était devant *La Joconde.* C'était sûrement une huile car il était seul devant un tableau qui attire d'habitude plus de Japonais qu'un séminaire mondial de karatékas. Je devais lui envoyer un dard enduit d'une substance létale qui ne ferait d'effet qu'une heure plus tard. Mais, alors que j'ébauchais mon geste, je me dis que ce tableau me plaisait vraiment, je me souvins de Tony et j'eus peur de louper mon coup. Le dard passerait à côté et irait se ficher dans le cou de Mona Lisa, au lieu de se planter dans celui du trafiquant d'armes qui la contemplait comme une pute qu'il envisageait de se payer. Sans réfléchir, je démontai le dard du dispositif à air comprimé en forme d'élégant stylo bille, je le saisis délicatement par l'extrémité que je supposais sans venin, je me rapprochai du type en marchant à reculons comme si j'étais en train d'admirer la salle. Juste avant de le percuter, je fis semblant de trébucher, et en essayant de me rattraper je m'accrochai à sa main. Quatre gorilles se faisant passer pour de paisibles touristes se jetèrent sur moi, mais j'avais déjà pris ma meilleure tête de Juanito Pérez Pérez et l'huile les arrêta d'un geste de la main. Il me contempla de toute sa hauteur et décida que j'étais tellement pathétique que ça ne valait pas la peine de me faire foutre une raclée. Il m'aida à me relever en frottant sa main éraflée et dit en anglais en montrant le tableau de De Vinci :

— Regarde devant toi, imbécile. Comme elle. Comme elle.

Je m'en allai. Lorsque j'arrivai à l'hôtel, le vieux Numéro Trois qui avait assisté à distance à la scène appuya le silencieux de son pistolet sur ma tempe :

— Dis-moi pourquoi tu as fait ça.

— Le tableau. J'aurais pu l'abîmer.

Il baissa son pistolet et lâcha un petit rire :

— Je comprends, petit. Moi aussi, le sourire amusé de Mona Lisa me fait du bien. Mais que ce soit la dernière fois que tu me fais un coup pareil. Et que tu t'affubles d'une perruque aussi grotesque.

J'avais une perruque de cheveux roux. Comme Van Gogh.

— Van Gogh ? interroge Yolanda, déconcertée.

Je ne sais pas combien de temps je suis resté plongé dans mes pensées, ni pourquoi tous ces souvenirs remontent maintenant, alors que je n'y ai jamais repensé. Elle attend une réponse et je la lui donne sous forme de compliment :

— Je me disais que je regrette pour lui qu'il ne t'ait pas eue comme modèle.

Yolanda sourit et me pardonne. Elle est fine et doit se douter que c'est une pirouette élégante mais fausse. Camilleri a raison : elle tiendrait plutôt d'un cocktail de Klimt et de Modigliani. Elle me présente des gens, parle du lieu, donne des conseils avec un instinct social subtil, comme mon ex-femme, mais plus authentique, destiné moins à expliquer ce qu'il faut faire, qu'à rendre les choses agréables et faciles. Il était inévitable que nous rencontrions Sofia et Tony. Yolanda semble une peu surprise de voir que nous nous connaissons depuis longtemps. Mon vieux copain déclare que je suis le meilleur capitaine pirate qui ait jamais sillonné les neuf mers.

— Sept, chéri. Il y a sept mers, coupe Sofia.

— Je sais, mon chou. Mais on était persuadés qu'on allait en trouver au moins deux de plus, pas vrai Juan ?

Tony me prend à part avec des airs mystérieux. Yolanda se résigne à supporter Sofia encore quelques minutes.

— Je ne vais pas te gâcher ta soirée, Juan, parce que je vois que tu as des projets et des bons. Mais demain, quand tu auras récupéré, j'aimerais te parler, te demander un conseil…

Je propose que nous nous retrouvions à la cafétéria ou dans sa caravane mais lui préfère que nous nous voyions sur la plage. Puis il retrouve sa voix enjouée et plaisante à propos de Yolanda. Il sait qu'elle travaille ici et ironise sur ma rapidité, sur le fait qu'il ne m'ait fallu qu'une journée pour draguer la plus jolie fille du camping.

— Comme quand on était petits, Juan. Tu obtenais toujours ce qu'il y avait de mieux sans le moindre effort.

Je perçois dans sa voix quelque chose comme de l'envie.

Je suis sur le point de lui parler de ce que j'ai vu cette nuit dans les bungalows, mais je me tais. Au fond, je ne sais rien du Tony adulte. Il est peut-être amoureux de ce morceau de glace et je lui ferais du mal encore une fois. C'est peut-être aussi un accord entre eux, peut-être la laisse-t-il libre d'avoir des amants pourvu qu'elle le fasse avec discrétion. Nous retournons vers les filles et Yolanda intervenant avec à-propos m'épargne d'avoir à passer le reste de la soirée avec eux.

— J'ai connu des frigos plus chauds que cette sculpture, murmure-t-elle en souriant de loin à Sofia.

— Et sans doute plus aimables.

Les enfants arrivent de nulle part et font la fête à Yolanda. Leti étudie sa robe et décide qu'elle est reçue à l'examen. Antoñito veut lui montrer comme il a fait des progrès en trampoline et je crains que nous ne passions le reste de la nuit à faire les kangourous. Les secours arrivent d'où je les attendais le moins.

— Laissez papa tranquille, intervient Leticia. La fête des enfants c'est dehors et il y a des gens pour s'occuper de vous.

J'aurais mis quatre fois plus de temps pour qu'ils m'obéissent. Leti prend son frère par la main et me cligne de l'œil en partant. Leticia fait les présentations dans les règles et Beltrán se révèle un homme agréable et simple. Génial : je me suis débarrassé des enfants pour finir la nuit en compagnie de mon ex-femme et de son nouvel amoureux.

Le volume de la musique grimpe et Yolanda m'entraîne. Je n'ai pas le temps de protester que je ne sais pas danser. Et de plus ce serait faux. Oui, ça aussi, je l'ai appris. On ne sait jamais s'il faudra se faire passer pour un professeur de danse, un secrétaire d'ambassade ou un cadre supérieur dans un plan fête.

Le disc-jockey met des salsas et je me laisse faire. Je ne me laisse jamais faire, mais là oui, là j'arrête de me poser des questions, je me dis que ça me plaît et c'est tout.

Les mouvements de Yolanda sont sensuels et je mets un moment à comprendre qu'ils répondent aux miens, que malgré ses dons évidents pour la danse, c'est moi qui impose le rythme et qui suggère les pas. Je remarque trop tard que les gens se sont arrêtés de danser et qu'un cercle s'est formé autour de nous. Je suis maintenant une cible parfaite, trop tard, je continue, j'invente même des figures qu'on ne m'a jamais apprises, je me loupe deux ou trois fois, comme si j'hésitais, mais ça ne se remarque pas et on nous applaudit. Combien de morceaux se suivent sans que nous nous arrêtions ? Pour moi il n'y en a qu'un et son nom est Bonheur, un sentiment que j'avais oublié. Le visage de Yolanda exprime la surprise, mais elle s'amuse comme une folle et je jurerais qu'elle est excitée.

Le *remix* arrive à la fin, je l'attire contre moi et incline son corps en arrière en me pliant au-dessus d'elle. Les applaudissements éclatent et je l'entends à peine quand elle me glisse à l'oreille :

— Si tu fais tout avec la même passion, je sens que cette nuit sera inoubliable.

Nous sortons de la piste sous les félicitations et le regard perplexe de Leticia.

— J'ai pris des leçons, me justifié-je quand elle me tend un verre.

— Il y a des choses qui ne s'enseignent dans aucune académie, Juanito. On les a ou on ne les a pas. Elles se partagent ou pas, cela dépend avec qui, murmure-t-elle.

Nous sortons faire un tour et passons devant la fête des enfants qui commence à faiblir. Celle des adultes résistera une heure encore avant de se réduire à un groupe, le groupe de ceux qui ne savent jamais à quel moment on cesse d'être un joyeux drille pour devenir un emmerdeur. Tony a parlé de rester jusqu'à l'aube.

Nous marchons entre les arbres, avec à la main deux bouteilles de champagne qu'elle a récupérées dans les cuisines. Je n'ai pas demandé où étaient les coupes, il est évident que ce sera nous. Yolanda m'accompagne jusqu'à ma tente. Je me laisse faire. Mais en arrivant je comprends qu'elle n'a pas l'intention d'y rentrer. Elle se déshabille et je fais comme elle. Je jette nos vêtements à l'intérieur et je remonte la fermeture à glissière. Elle me prend par la main et nous marchons comme ce matin. Mon érection à présent ne me gêne plus, elle est justifiée. Yolanda lit dans mes pensées.

— Je ne pouvais pas aujourd'hui, mais maintenant personne ne nous voit. Et c'est encore mon jour de congé.

Je ne dis rien, parce que je suis concentré sur la douceur de sa main dans la mienne. Dans ma main gauche la bouteille de champagne fait balancier avec celle qu'elle porte dans sa main droite. Nous allons vers la plage, comme ce matin, mais rien n'est pareil. Son corps nu, baigné par les rayons de la pleine lune, est plus sensuel et en même temps plus serein. Mon désir est le même, mais à présent je l'assume et j'en jouis, comme lorsque nous dansions.

Nous dansons et nous buvons dans l'eau, nos corps nus se frôlent. Sans hâte. Le temps n'existe plus. Il n'y a que la lune, la mer, nous. Et des bulles.

Un premier baiser apporté par une vague. Suivie d'autres vagues. Qui nous inondent, nous pénètrent, nous soulèvent, nous déposent sur le sable. J'ai un instant de panique : et si maintenant que j'ai laissé surgir mes émotions, la technique m'abandonnait ? Tant pis, Leticia doit avoir raison, l'important ce ne sont pas les prouesses, mais les caresses. Et je caresse et je suis caressé. Je gémis ou c'est elle ou nous deux, ensemble. J'entre en Yolanda comme dans une maison nouvelle, pleine de surprises, j'en explore chaque recoin, une fois puis une autre, parce que les chambres de son plaisir sont illuminées ou s'éclairent chaque fois que j'y pénètre.

Une pause, nous reprenons notre souffle, les vagues nous lèchent comme nous le faisions un instant auparavant, et la lune me dit que la nuit ne fait que commencer.

Et qu'elle nous appartient.

11

J'ouvre les yeux et, avant de voir, je sens.

Mon sexe endolori.

En feu.

Enrichi.

Reconnaissant.

Elle est là, à côté de moi.

Nous sommes sous ma tente, je ne me souviens pas quand ni comment nous sommes arrivés là.

Le petit matin resplendit et illumine son corps généreux. Une vague de désir lente et puissante monte en moi et m'inonde tandis que je la regarde dormir, les cheveux emmêlés. Sa position n'est pas celle, féline, d'un réveil de film romantique ou sensuel. Sur le dos, le visage tourné vers moi, les jambes et les bras écartés comme un bébé repu, Yolanda ronfle. Doucement, mais elle ronfle. La tendresse m'envahit, s'accroche au désir et l'affermit au lieu de l'atténuer. Je suis moi aussi couché sur le dos, autre bébé repu, mon sexe dur et enflammé. Un petite douleur dans le bras, un fourmillement de devoir accompli, me confirme que nous avons dormi dans les bras l'un de l'autre jusqu'à il y a peu.

La lumière dit qu'il fait jour, mais pour nous la nuit décide encore.

Quelque chose me rappelle que je dois penser, mesurer, peser les événements pour leur donner leur véritable dimension. La nuit a été merveilleuse, mais après tout ce n'était qu'une nuit de sexe. J'en ai vécu de nombreuses. Où est la différence ? Depuis que Leticia est partie, passé les premiers temps de vide, il suffisait à Numéro Trois de sortir, de nuit ou de jour, et de partir en chasse comme un prédateur patient. Ne jamais recommencer l'aventure, ou deux fois seulement, au maximum trois, en compagnie de la même partenaire de lit et de sueur.

Avec Leticia, même quand les choses ont tourné à l'aigre, le sexe qu'elle prétendait sans âme était pourtant agréable et intense.

C'était pareil avec les autres femmes, bien que ces autres femmes, quand je vivais avec Leticia, ne fussent qu'une partie de mon travail. Il n'est pas rare que, pour arriver jusqu'à un client, le chemin le plus court passe entre les jambes de sa femme, de sa maîtresse ou de sa secrétaire. Quand au début j'ai voulu refuser ces missions, le vieux Numéro Trois s'est marré sans pitié :

— De quoi te plains-tu ? J'aimerais bien travailler auprès de ces pétasses, au lieu d'avoir à foutre la pétoche à des associés, faire pression sur des employés déloyaux, me faire passer pour un con ou pour un bandit pour réussir à obtenir des informations ! Et arrête avec ça ou je te remplace par Numéro Quinze !

Numéro Quinze, beau comme un dieu, faisait la même chose que moi, mais auprès des hommes.

Je n'ai plus jamais rien dit.

J'ai eu un bon entraînement. Oui, pour ça aussi. Des cours théoriques, des techniques, des instructrices de tantra et de tao. Et pas seulement le sexe dans son aspect mécanique ou physique, mais aussi et surtout la séduction qui est souvent plus efficace pour arriver à nos fins.

Yolanda murmure quelque chose, remue une jambe, la colle contre la mienne. Puis replonge dans un sommeil paisible.

Quelle est la différence entre le sexe de toujours et le sexe de cette nuit ?

La différence, c'est moi qui avant pratiquais et maintenant ressens.

La différence, c'est elle qui me la fait ressentir.

Et quand on commence, on ne peut plus s'arrêter. Ça ne sert à rien de me dire que ce n'est pas possible, que mon travail et mes mensonges, que mon bandeau perdu de capitaine pirate, ma double vie, les risques actuels, mes questions muettes. Autre point de vue : il ne s'agit pour elle que d'un flirt de vacances, l'inauguration de la saison d'été, du sexe et rien de plus. Ou pas. De quel droit pourrais-je exiger plus ?

Mais je veux plus.

Je le pense avec tant de force qu'il me semble entendre ma voix, alors que je n'ai pas desserré les lèvres. Je m'appuie sur mon coude et la regarde dormir. Elle n'est pas parfaite, bien que son corps jeune et ferme témoigne d'activités physiques modérées. Elle sent le nid, le nid chaud, le champagne, le sexe. Elle respire la vie et, même si depuis longtemps je vis de la mort, je la regarde intensément et comme dans une prière je me répète à moi-même que je veux plus, que je veux une nuit encore,

encore d'autres nuits, je veux d'autres nuits et, s'il lui en reste, je veux un jour aussi.

Elle ouvre les yeux et son regard est une caresse.

— Je veux plus, murmure-t-elle. Je veux une nuit encore, je veux d'autres nuits et, s'il t'en reste, je veux un jour aussi.

Je la prends dans mes bras. Nous flottons dans des nuages de champagne, nous respirons des bulles, nous aspirons des liqueurs, dans une langueur tendue d'énergie. Je sais que dehors il fait jour. Mais, dans une chanson dont je ne me souviens pas, il était dit qu'il faut être deux pour que le matin soit toujours hier soir. Il suffit de fermer les volets. Nous n'en avons pas ici, mais il y a cette couverture légère qui ne nous a pas servis et dans l'ombre de laquelle nous plongeons.

Puis nous la repoussons parce que nous voulons nous voir. Les yeux ouverts, rieurs, heureux et chauds, dans la même magie dispensée cette nuit par la lune, nous retrouvons les sentiers découverts auparavant. Tout est plus lent, vertigineusement lent cependant que je la chevauche et que le matelas gonflable se transforme en un fougueux tapis volant. Le finale même a un goût de début et quand je me vide en elle je me remplis, et quand nous ne bougeons plus nous mettons en marche un mouvement invisible qui nous transporte.

— Moi aussi, je confesse en reprenant mon souffle. Moi aussi je veux plus.

Elle ronronne, se pelotonne, ses mots d'amour hérissés de plaisir roulent comme des galets entraînés par les vagues.

Nous fumons, elle me regarde et déclare dans un cri joyeux :

— J'adore faire l'amour avec toi !

Ce qui me remplit d'orgueil et d'inquiétude. C'est tout ?

Elle me dévore des yeux et ajoute :

— Mais plus encore, et je t'assure que c'est difficile, je t'adore, toi. J'adore Juan ! s'exclame-t-elle et cela me fait rire. Restez dehors les nuages. Pour le moment.

Nous reposons dans les bras l'un de l'autre, jusqu'à ce qu'elle se dégage avec effort et demande :

— Quelle heure il peut être ?

Yolanda n'a pas de montre et je sais maintenant pourquoi : elle n'en a pas besoin. Son temps se mesure en pulsions. Je lui dis qu'il est presque dix heures et elle sursaute comme un ressort :

— Bordel de merde, à dix heures moins le quart j'avais un groupe d'enfants !

Elle me couvre de petits baisers et cherche ses vêtements. Ne les trouve pas. Nous nous souvenons alors que, à un moment de la nuit, nous nous sommes amusés dehors à nous rhabiller pour nous déshabiller ensuite brutalement. Les boutons de ma chemise ont jonché le sol et je crois que sa robe doit avoir au moins une bretelle arrachée.

Yolanda sort un bras et tâtonne à l'aveuglette, jusqu'à trouver sa robe. Les deux bretelles sont déchirées et elle les répare en les nouant rapidement. Elle entrouvre la fermeture de la tente et cherche du regard sa culotte, mais ne la trouve pas. De toute façon, c'est la première chose que j'ai déchirée hier soir.

— Oh la honte ! dit-elle malicieusement.

Et elle me charge de chercher et de retrouver sa culotte. Elle m'embrasse, remplit la tente de promesses de retour pour le soir, de petits mots tendres et humides. Elle sort, je la suis du regard en saluant chacun de ses pas.

La nuit est partie avec elle et d'un seul coup le jour redevient le maître du monde. Jusqu'à il y a peu, le seul bruit que nous entendions était celui des vagues, celles de dedans et celles de dehors bien que nous soyons éloignés de la plage. J'entends maintenant les bruits quotidiens, les conversations, les pas, la symphonie des petits-déjeuners avec son lot d'incongruités.

— Pourquoi tu ne me mets pas plus de confiture ?

— Parce que tu grossis et si tu ne fais pas attention maintenant, quand tu seras grand tu seras comme le monsieur à la jambe de bois.

Ce sont les voix d'Antoñito et de Leticia. Je tourne les yeux et je les aperçois, prenant leur petit-déjeuner à moins de cinq mètres de moi, moi qui à quatre pattes, à poil, le corps à moitié sorti de la tente, dois être parfaitement ridicule. Bien que je ne me sente pas ridicule.

Une table pliante et, tout autour, les quatre qui me disent bonjour.

La famille nudiste modèle.

Beltrán me sourit, complice.

Leti me regarde avec quelque chose qui pourrait être un avant-projet de respect filial.

Antoñito est radieux, même s'il ne comprend pas bien pourquoi.

Leticia empoigne le couteau avec lequel elle beurre les tartines grillées comme si c'était la hache de guerre qu'elle avait récupérée après l'avoir fait aiguiser.

— Vous déjeunez avec nous ? propose le juge.

J'accepte et je sors après avoir enroulé une serviette autour de ma taille. Le café chaud a un goût de victoire et me remplit d'optimisme. Ce n'est pas difficile, je me sens aujourd'hui prédisposé à la joie, tout simplement parce que je sens mon corps.

Tant pis, ils ont vu sortir Yolanda, mais si je fais comme si rien ne s'était passé, on ne me posera pas de questions.

— C'est déjà ta fiancée, papa ? demande ma fille.

— Si après le concert de cette nuit ce n'est pas encore sa fiancée, il faudra déménager le camping, ne peut s'empêcher de murmurer Leticia.

Beltrán la regarde en haussant le sourcil puis l'excuse d'un regard tolérant qu'il partage avec moi. Les femmes. J'aime bien Beltrán.

Bon, aujourd'hui je pourrais même aimer Numéro Deux.

Antoñito commence à faire des plans pour la journée et dans une syntonie toute féminine mère et fille lui disent de me laisser tranquille, qu'il y a plein d'activités au club des enfants et que papa doit se reposer.

Tout a l'air normal jusqu'à ce que j'aperçoive dans leur dos, accrochée telle une bannière en haut de la tente de Leticia et de Beltrán, la culotte déchirée de Yolanda. Ils ne l'ont pas encore vue, mais je me demande comment je vais bien pouvoir la décrocher avant qu'ils ne la découvrent.

Les enfants partent vers un programme épuisant. Avec eux disparaît la convivialité paisible. Le juge se lève et part en s'excusant, après m'avoir lancé un coup d'œil apitoyé. Je le comprends. Affronter les narcotrafiquants, les terroristes et les mafieux est une chose, une autre est de tenir tête à Leticia quand elle est irritée.

Parce que mon ex-femme ne se met jamais en colère. Elle est seulement irritée.

— Bravo, Juanito, dit-elle derrière sa tasse de café. En une seule nuit, tu as fait économiser à tes enfants des années d'éducation sexuelle.

Normalement, je me serais enfermé dans une carapace de silence coupable.

Pas aujourd'hui.

— Je me suis borné à compléter les leçons que tu leur as données hier avec ton juge…

Elle rougit mais contre-attaque rapidement :

— Mais moi je ne savais pas que mes enfants étaient dans la tente à côté, parce que je te rappelle que c'est toi qui les as amenés ici…

*Touché**. Je change de tactique et tente d'obtenir son pardon. Je lui dis que je ne m'en suis pas rendu compte, mais qu'elle exagère tout de même.

— J'exagère ? Je doute que quiconque à cent mètres à la ronde ait pu fermer l'œil de la nuit. Et, s'il te plaît, enlève ses oripeaux de devant ta tente, on dirait un champ de bataille.

Je voudrais lui présenter des excuses, mais je ne les sens pas et je n'en ai pas besoin.

— Leticia, il n'y a pas de quoi s'énerver…

— Non, le pire n'a pas été cette nuit, parce que finalement, dans l'obscurité, on ne pouvait pas localiser l'origine des hululements. Mais ce matin, avec tout le camping réveillé, votre petit numéro a dépassé les bornes.

— Allez, le petit numéro c'est toi qui es en train de le monter. Je ne crois pas que…

— J'adore faire l'amour avec toi ! s'écrie-t-elle en imitant Yolanda.

* En français dans le texte.

A quelque vingt mètres de nous, le juge qui parle dans son téléphone portable sursaute. Il s'éloigne un peu plus. Un homme sage, ce Beltrán.

Leticia se calme.

— Je regrette. Je trouve fantastique que tu aies ta vie et que tu séduises encore des jolies filles écervelées…

— Tu penses vraiment ça ?

— Non. Hier soir à la fête, j'ai parlé un peu avec elle avant que tu l'emmènes jouer à Fred Astaire, et en fait elle m'a paru intelligente et assez cultivée…

— Si tu veux, on peut changer de secteur. Yolanda travaille ici et elle devrait pouvoir arranger ça…

— Pour qu'elle sache que votre proximité me gêne et qu'elle pense que je suis jalouse ?

— Et tu ne l'es pas un petit peu ?

Elle nie avec une telle fureur que je crains qu'elle ne se soit abîmé les cervicales.

— Même pas pour plaisanter ! Ce qui se passe c'est qu'hier, par moments, surtout pendant la soirée, et maintenant depuis que tu es sorti de la tente, je t'ai vu…

— Différent ?

— Non. Pareil. Pareil à ce que tu étais il y a si longtemps qu'il me semble parfois que j'ai rêvé. Et ça me met un peu en colère, parce que…

Je ne veux pas la suivre sur ce terrain. Je lui dis que je demanderai qu'on nous change de place sans faire appel à Yolanda, parce que nous n'allons pas passer un mois comme ça. Je sursaute en me rendant compte que j'ai décidé de rester, sans avoir réfléchi sur l'opportunité de le faire. Puis je profite d'une inattention de mon ex-femme pour récupérer les restes de la culotte de Yolanda, qui couronnent sa tente comme un drapeau rouge annonciateur de danger. Ou comme un signal pour identifier un objectif. Le milieu d'une cible ?

Leticia me sauve de mes propres pensées en recouvrant son aplomb :

— Laisse tomber, ne changez pas de place, il suffit que tu ne mettes pas le feu au camping avec tes ébats passionnés, ou que tu contrôles le volume. En plus, je peux te décharger des enfants, ils sont très possessifs.

— Ce n'est pas juste. Et ton escapade sentimentale avec ton juge ?

Elle soupire. Les grands hommes ont de grandes obligations. Tout le temps.

— Aucun problème. En plus, le pauvre Gaspar ne peut pas rester tranquille plus de trois jours. Il doit partir à Madrid et il ne revient que mercredi. Ça me fera du bien d'avoir les enfants avec moi, ils me distraient…

— Et ils t'absorbent beaucoup, Leticia. Je regrette de ne pas les avoir pris plus souvent…

— Je ne te les aurais pas laissés, Juanito. J'étais furieuse contre toi, je ne t'aurais pas accordé une minute de plus que ne l'exige la loi.

— Furieuse ?

Un autre soupir, mais pas d'impatience cette fois.

— Même quand tu ressembles à celui d'avant, Juanito, tu continues à ne rien comprendre aux femmes. Mais ne t'inquiète pas, aucun de vous ne comprend rien aux femmes.

Son geste du menton signale la direction qu'a prise le juge.

— J'étais furieuse parce que tu m'as laissée faire ce que je ne voulais pas faire.

— Mais c'est toi qui es partie !

— Et tu l'as accepté avec cette résignation que je déteste. Je l'ai fait pour que tu me retiennes, pour que tu fasses revenir ce Juan, le garçon dont je suis tombée amoureuse, celui qui riait comme…

— Comme un capitaine pirate à l'abordage.

Elle sourit d'un petit sourire triste. Peut-être ses souvenirs sont-ils encore frais et ses blessures ouvertes. Je voudrais pouvoir l'aider à les guérir.

Mais je ne peux pas.

12

Je l'admets : j'ai passé la matinée à inventer des prétextes absurdes pour croiser Yolanda. La moindre excuse est bonne pour l'avoir dans mon champ de vision, pour que je puisse la contempler sans qu'elle me voie. Que ce soit un intérêt soudain pour les activités des enfants ou un besoin urgent de savoir si son retard de ce matin ou notre prestation chorégraphique d'hier lui ont causé des problèmes auprès de sa direction. Lorsque je le lui ai demandé, il y a un moment, pendant une de ses pauses, elle a ri :

— Plus que des problèmes, ça m'a valu des moqueries, beaucoup de moqueries. Il semble qu'on ait un peu attiré l'attention.

— Oui. La danse et tout ça…

— La danse ? Ce que tout le camping a entendu, c'est ce qui s'est passé après ! Il paraît que, pendant qu'on était à la plage, un groupe qui sortait de la fête a décidé d'aller voir le lever du soleil sur la mer. Et c'est nous qu'ils ont vus. Tu te souviens qu'on a dansé ?

— Dansé ?

— Oui. Sur le sable, une valse ou quelque chose comme ça. Un petit moment seulement, avant de retourner à un autre genre de danse…

Son sourire malicieux me préserve de la honte.

— J'espère que tu vas pas te faire engueuler.

— Je ne crois pas. Même si tu penses que c'est habituel, je peux t'assurer que c'est la première fois qu'on a connaissance d'une histoire entre un membre de l'équipe et un client. J'imagine que ça a déjà dû arriver, mais plus discrètement. Donc c'est sans précédent et il faudra juste faire attention. Enfin, si tu veux continuer…

— Je veux.

Je le dis avec tant de force que ça la fait sourire et qu'elle s'approche un peu plus de moi.

— Moi aussi. Tu sais ? Je crois que tout ce que je t'ai dit à propos de l'innocence de la nudité n'est pas tout à fait juste. Parce que je te vois nu là devant moi et j'ai envie de te dévorer !

Elle s'en va et je ne peux détacher mes yeux d'elle.

— Un beau tableau, mon cher Juan. Les plus intéressants sont ceux que la lumière du jour magnifie, dit à côté de moi Camilleri.

— Je ne peux qu'être d'accord.

— Mon cher, je vous invite à prendre un verre. Vous devez reprendre des forces, après avoir passé toute cette nuit à peindre.

Le professeur est un bon compagnon de loisir, j'ai pu m'en rendre compte pendant la fête. Il a une vaste culture, mais n'est en rien pédant. Si j'ai laissé paraître mes connaissances et mes goûts, ce n'était pas par vantardise, mais pour jouir au mieux de sa conversation. Après quelques verres d'un vin de Murcie capiteux et parfumé, et autant de savoureuses portions de petits poissons frits, nous sommes sortis pour marcher sans but précis. Je ne lui ai toujours pas demandé son pseudonyme d'écrivain, je me renseignerai dès mon retour à Madrid parce que je veux lire ses romans. Curieusement, il n'en parle pas. Pourtant, la plupart des auteurs ont besoin de l'admiration des lecteurs pour commencer à croire en eux-mêmes.

— J'ai commencé à écrire parce que je me suis dit que ça améliorerait ma retraite. Et par vanité, pourquoi le nier. J'adore aller à des conférences sur mon œuvre et voir comment des professeurs de renom, qui ne me saluent pas, passent des heures à pontifier sur mes livres en ignorant que je suis l'auteur.

Comme moi, me dis-je. Je ne collectionne pas les coupures de journaux sur mes œuvres, mais quand l'une de mes livraisons – peu nombreuses, la discrétion est toujours de rigueur – fait la une d'un journal télévisé, je ne peux m'empêcher de ressentir une pointe de fierté.

— La vérité, Juan, c'est que mon premier roman s'est tellement bien vendu que j'ai dû continuer et renoncer à ma première vocation. Mon rêve était de retourner en Sicile pour ouvrir une *trattoria* dans un village de la côte.

— Vous y avez vécu longtemps ?

— Je n'ai jamais mis les pieds en Sicile de toute ma vie. Mon grand-père était sicilien. Et depuis mon enfance je collectionne des noms et des saveurs. Ma *trattoria* ne serait pas un endroit design avec des plats minimalistes, mais un bon vrai restaurant local, avec une carte composée de plats de la terre et de la mer, simples et inimitables…

— *Aneletti*, je propose.

— *Caponata*, soupire-t-il et je peux presque sentir la saveur légèrement amère des aubergines.

— *Panelle*, je tente.

— *Moffolette*, me bat-il, et le goût du pain cuit au four à bois rempli de parfums étonnants me vient à la bouche.

— Vous êtes allé en Sicile ? me demande-t-il ravi.

Je devrais lui dire que non et je ne mentirais qu'en partie. Je n'ai jamais utilisé mon vrai passeport au cours de mes voyages en Sicile. Mais son enthousiasme est tel que je ne peux lui refuser cette joie, et, tandis que nous cheminons, je réponds à son interminable questionnaire. Ce qu'il attend de moi, c'est que je lui raconte ce qu'il sait déjà à travers les livres et les films, ce que j'ai vu de mes yeux.

— Et pourquoi n'ouvrez-vous pas votre restaurant ? Ça ne doit pas être par manque d'argent... Et puis, un écrivain à succès peut très bien vivre où il veut.

— C'est parce que je ne peux plus, mon cher Juan. Et avant que vous me disiez que je suis très bien pour mon âge, je vous répondrai que oui, je le sais, que je ne me sens ni fatigué ni trop vieux. Je ne le fais pas parce que le moment est passé et que c'est trop tard. Ça n'a rien à voir avec l'âge, c'est une question de désir. Ce désir de Sicile est comblé par mes lectures et le sera peut-être cette année par un voyage que je repousse depuis longtemps sans raisons précises. Le moment où j'aurais pu me lancer s'est présenté et je l'ai laissé filer. Quand on passe sa vie à lire, on finit par croire que la vie est un livre, qu'on peut revenir en arrière si l'on perd le fil de l'histoire. Mais ce n'est pas comme ça. La vie, notre propre vie, on ne peut la lire qu'une fois, tout en avançant. Et connaissez-vous quelque chose de plus difficile que de lire en marchant ?

Je ne réponds pas, il a raison et je me demande si je serai capable de lire ce moment de ma vie, ou si dans quelques années je m'en souviendrai avec la même nostalgie que celle de Camilleri, une nostalgie que je pressens remplie de femmes et d'ombres, d'amours sans ailes. Soudain je me sens fragile : retrouverai-je d'autres moments ? Et le danger de mon métier, de ce séjour plein de questions et de chausse-trapes, m'apparaît si évident que je tremble comme un gamin apeuré.

— Oui, ici la brise qui vient de la mer est froide, dit Camilleri. Mais seulement dans ce coin. De l'autre côté, dans la crique, il paraît que les amoureux dorment nus quand l'amour les assaille.

Il n'y a pas de moquerie dans son regard. Ou peut-être un peu ? Tout le monde est donc au courant de notre escapade de la nuit. Le souvenir heureux éloigne mes angoisses et me redonne des forces.

Nous nous trouvons à l'autre bout du vaste terrain du camping, une zone peu fréquentée, comme en témoignent les rochers vierges des serments d'amour éternel de Rosa et Paco, des déclarations selon lesquelles Manuel est un pédé et autres pièces littéraires plus répandues sur les rochers de l'autre côté. Ici le terrain s'élève jusqu'à former une colline escarpée et se prolonge en une falaise surplombant la mer.

— Venez, venez, me dit Camilleri.

En atteignant l'extrémité, je me rends compte que la falaise est plus haute que je ne le croyais.

D'ici à la surface de la mer, il y a plus de trente mètres de haut. Les vagues frappent les rochers hérissés avec rage et patience parce qu'elles savent que, tôt ou tard, elles vaincront. Mais ce sera dans très longtemps.

— Non, Juan, pas par là. Et attention, une chute peut être mortelle.

Il est à côté de moi, mais regarde derrière nous, vers le haut. Il me montre une roche couverte d'une végétation éparse que nous avons laissée sur le côté en avançant vers la falaise.

— Vous la voyez ?

— Non.

Il saute de joie et je l'attrape de peur qu'il ne tombe. Mais il est si excité qu'il m'échappe et se met à courir. En atteignant le point où le chemin fait une courbe, il continue tout droit et grimpe l'escarpement, vieil homme nu et mince, léger comme l'air. Je le suis jusqu'à arriver à mi-hauteur de la roche et seulement à cet instant, en posant le pied sur une plateforme naturelle invisible d'en bas, je comprends que la falaise a deux niveaux. Devant nous l'entrée d'une grotte. Je suis Camilleri en silence : ce moment est à lui et je ne veux pas l'en distraire. L'entrée fait un peu plus de deux mètres de haut sur un mètre et demi de large. A l'intérieur la grotte s'ouvre en un vaste demi-cercle qui se rétrécit en un passage étroit donnant sur une autre chambre. Je retourne vers la cavité principale et je découvre la vue impressionnante : la mer et le ciel se mêlant en une variété de bleus intenses.

— C'est ici que j'ai écrit mon meilleur roman, Juan. Pas le premier, le meilleur. Je fréquente ce camping depuis dix ans, et j'ai découvert cet endroit par hasard, il y a cinq ans. C'est un refuge, le meilleur des refuges. Quand je suis ici, je suis aussi en Sicile, en Afrique, en Patagonie, partout. La première fois que j'y suis entré, j'étais si émerveillé que je ne pouvais rien faire d'autre que regarder encore et encore. Je suis revenu le lendemain, avec mon ordinateur portable, un sac de couchage et des provisions. Je n'en suis plus sorti que pour mes besoins, et tous les deux ou trois jours pour me montrer au camping. Quand on ne voit plus un vieux pendant quelque temps, on pense toujours la même chose. En deux semaines, j'avais fini mon roman et j'ai compris que je ne pouvais écrire pour de bon que dans cette grotte. Non, ne vous inquiétez pas, je ne passe pas des semaines entières ici, je n'ai plus assez de santé pour ça. Il me suffit de venir et d'y rester un moment pour trouver l'inspiration et lorsque je retourne à ma caravane tout est en place. Mais si un jour je décidais de me cacher du monde, c'est ici que je viendrais. Quand j'ai trouvé cette grotte, j'ai compris que personne n'en connaissait l'existence. Plus d'une fois, alors que j'étais là, absorbé dans mes pensées, j'ai entendu des promeneurs plus bas, mais ils ne montent jamais, parce qu'ils ne se doutent pas que ça existe.

Il reste silencieux un moment, puis poursuit, ému :

— C'est mon secret, mon domaine privé. Je vous l'offre.

Ma voix se brise. J'ai un nœud dans la gorge.

— Pourquoi ?

— Parce qu'il vous reste encore des moments à lire. Ne laissez personne vous en priver, Juan.

Nous redescendons et je me dis qu'il a raison : j'ai un moment et personne ne m'en privera. Personne.

Le charme persiste, même quand nous revenons vers la zone peuplée de caravanes et de tentes. Je n'en ai pas parlé au professeur, mais je sais qu'il ne se sentira pas trahi si j'amène Yolanda dans la grotte. Elle est mon moment et je brûle d'en continuer la lecture ce soir quand la nuit sera tombée.

— On voit bien que la saison a démarré, remarque Camilleri. Il y a de plus en plus de gens et le pire, c'est que la plupart d'entre eux sont nouveaux et qu'ils ne savent pas quoi faire de leurs mains.

Je suis sur le point de rappeler qu'il y a un jour seulement j'étais l'un d'eux, quand le professeur me signale une caravane ostentatoire et ringarde d'où sort une musique stridente.

— Est-il possible d'imaginer quelque chose de plus vulgaire, Juan ? Il me semble que non.

Au moment où nous passons devant, un homme corpulent et nu apparaît à la porte. Il est entièrement recouvert de poils noirs, au point qu'on dirait qu'il porte un déguisement d'ours. Il a dans la main une canette d'un demi-litre de bière et nous lance un regard curieux. Il nous adresse un petit signe de tête et un sourire qui ne présage rien de bon.

C'est sûr.

En arrivant dans notre coin, je salue le professeur avec une précipitation à peine dissimulée et je me retiens de ne pas courir jusqu'à ma tente. J'évite le regard de Leticia qui lève la tête de la chaise longue où elle se repose nue au soleil et je me jette dans ma tente à la recherche de mon téléphone.

Je compose le numéro avec tant d'agitation que je me trompe.

Je recommence.

Rien.

J'essaie encore et encore, mais personne ne répond.

Il est pourtant urgent qu'ils le fassent, que quelqu'un m'explique pourquoi, puisqu'on m'a prévenu hier que l'opération était suspendue, je viens de voir dans le camping, nu et brutal, souriant comme une hyène devant une charogne fraîche, le sadique Numéro Treize.

Mais personne ne répond.

13

Au restaurant, les enfants me reçoivent comme si je venais de faire le tour du monde. Même Leti. Antoñito se lamente parce qu'il a oublié sa Nintendo DS dans la tente. Il dit qu'il a réussi à passer je ne sais quelle étape d'un jeu. Depuis l'autre extrémité de la salle, Tony, dans une chemise encore plus moche que celle d'hier, nous salue et Sofia fronce son nez parfait. Trois tables plus loin, Camilleri lève son verre, distrait mais courtois. Je ne vois nulle part ni Yolanda ni Leticia ni le juge.

— Maman ne vient pas, m'informe ma fille. Elle dit que, comme Gaspar s'en va, ils vont rester bavarder un peu.

Pourquoi la jalousie ne me déchire-t-elle pas le cœur en les imaginant dans leur tente, plongés dans des adieux brûlants ? Parce que Leticia est le passé, le passé d'un autre, de ce Juanito Pérez Pérez que j'étais et n'étais pas, et dont je pense qu'il ne pourra jamais revenir.

Et parce que, entre mon désir pour Yolanda et l'apparition de Numéro Treize, il ne reste plus aucun espace.

Numéro Treize non plus n'est pas là. Quel meilleur moment pour liquider le juge que celui-là, quand la plupart des nudistes sont sur la plage ? Je m'excuse auprès des enfants et je sors, en palpant dans ma sacoche la calculatrice mortelle. Juste avant d'atteindre la porte je vois arriver Numéro Treize. Impossible de l'ignorer, avec son débardeur bariolé et son string léopard, concession douteuse aux règles qui nous autorisent à aller nus partout sauf à la cafétéria et au restaurant.

Pourquoi sourit-il de cette façon, pourquoi me sourit-il ?

Nous nous croisons sur le seuil et il me salue :

— Tout va bien, chef ?

Je ne réponds pas et je me hâte vers les tentes. Il est possible qu'il l'ait déjà tué. Peut-être même tous les deux. Mais alors il ne serait pas tranquillement sur le point d'aller déjeuner. Ou peut-être que si. Ça dépend de la méthode qu'il a utilisée. Ça dépend de la raison pour laquelle il a tué. Si c'est un avertissement, il faut tuer spectaculairement, pour que ça se sache et que ça serve d'exemple. Mais quand le client est vraiment dangereux, l'important est de le neutraliser en s'arrangeant pour que ça ressemble à un accident, à une mort naturelle et fortuite. Tout ça est dans notre manuel, où l'on trouve plus de cent méthodes infaillibles ou presque.

La tente de Leticia et du juge est silencieuse. Trop. Je retiens ma respiration. Dans une tente voisine, un couple de nouveaux déjeune au rythme de la radio de leur voiture, ignorant les consignes qui exigent le silence dans cette zone.

Il y a trop de silence dans la tente de Leticia.

Je vais compter jusqu'à cinquante et je rentrerai.

Deux amants qui se font leurs adieux ne peuvent éviter les gémissements et les murmures passionnés. Sauf s'ils se sont endormis. Mais Beltrán devrait être sur le point de partir, et il n'est sûrement pas de ceux qui s'endorment avant de partir faire leur devoir. Pas même dans les bras de mon ex-femme.

Vingt-cinq.

Où sont les gardes du corps ? Je ne les ai toujours pas repérés. Si quelque chose était arrivé, ils seraient là en train de se lamenter devant la tache irréparable maculant leurs états de service. Sauf s'ils sont morts eux aussi, que Numéro Treize les ait tués sans bruit avant de livrer le colis. Il peut le faire. Moi aussi. Sauf que, lui, ça le fait jouir. Sommes-nous si différents comme je le crois ou n'est-ce qu'une excuse que je me donne et qui ne me sert plus à grand-chose ?

Trente-cinq.

Toujours ce silence, qui laisse libre cours à la musique assommante des voisins. Pourquoi Numéro Treize m'a-t-il dit "chef" ? Au sens strict, je le suis, puisque le Numéro Trois est coordinateur des opérations, le plus haut poste auquel puisse accéder un livreur. Mais il reçoit aussi des ordres. Quelque chose comme un sergent, au plus comme un capitaine qui emmène ses hommes vers un objectif décidé par des généraux que personne ne connaît. Le vieux Numéro Trois lui-même, la personne la plus avisée de l'organisation, ne savait pas grand-chose. Je lui avais demandé un jour qui pouvait bien être Numéro Un :

— Tu es fou, mon gars ? Je ne suis même pas sûr de savoir qui est Numéro Deux, et je n'y tiens pas. Dans cette affaire, moins tu en sais et plus longtemps tu vis. Et, moi, je veux vivre longtemps pour profiter de mon pognon… Pour dire la vérité, depuis un moment je soupçonne qu'il n'y a pas un seul Numéro Un, mais qu'il s'agit d'une sorte de conseil d'administration, tu vois ? Sauf que dans leurs réunions ces membres administrent la mort. Mais oublie ça aussi et souviens-toi : leçon numéro dix…

— C'est celle où il est dit qu'il ne faut pas cacher son arme dans sa poche parce qu'elle peut se déclencher seule et t'arracher une couille ? ai-je demandé.

— Ça aussi. Donne-lui le numéro que tu veux. La leçon est la suivante : si important que tu te croies, si haut que tu grimpes, tu ne peux pas chier plus haut que ton cul. C'est assez poétique, n'est-ce pas ?

Aujourd'hui il n'est plus là. Depuis quelques mois, je suis le nouveau Numéro Trois et j'ai coordonné déjà plusieurs opérations avec plus de deux hommes. Mais je reçois toujours l'information comme lorsque la mission est solitaire : par téléphone ou sur un CD dont le contenu est impossible à copier et qui se vide automatiquement quelques heures après avoir été consulté. Cependant, j'ai l'impression qu'on me confie moins de livraisons en équipe qu'au vieux.

Cinquante.

Une aussi profonde absence de bruit ne peut que signifier le pire. D'un seul geste j'ouvre la fermeture et je passe la tête à l'intérieur de la tente.

Ils ne parlent pas.

Ils ne peuvent pas.

Personne ne peut parler avec la bouche occupée par le sexe de l'autre. La concentration amoureuse les empêche de s'apercevoir de mon intrusion. Un instant seulement. La première à me voir est Leticia, qui sursaute comme si je l'avais surprise en plein adultère. Le juge, la tête tournée de l'autre côté, a peut-être cru à un retour intempestif des enfants. Il essaie d'extraire son pénis de la bouche de mon ex-femme. Mais elle, avec ce sang-froid que je lui ai toujours envié, le maintient fermement et, passé la première surprise, me demande, sans le lâcher :

— Qu'est-ce que tu cherches, Juanito ?

Je bredouille une excuse, quelque chose à propos de la Nintendo d'Antoñito et je sors. Malgré la confusion, mon expérience me dit que c'est le moment d'essayer de localiser les gardes du corps. C'est aussi dans nos manuels : envoyer un agent en reconnaissance ou provoquer par l'intermédiaire d'un innocent une situation de danger présumé pour faire sortir les gardes du corps. Il suffit d'une seconde, d'un geste pour les identifier. Mais il faut être aux aguets.

Je tourne la tête.

Le couple bruyant marche vers moi, d'un pas rapide, sans doute à cause de la pente du terrain. Dans mon dos, le maître nageur suédois de Sofia arrive en courant du restaurant, je ne suis pas sûr qu'il vienne jusqu'ici. J'arrive à détecter – ou à supposer – que son regard n'est pas aussi vide que je le croyais. Et par l'autre flanc, d'un pas souple, quelque peu furtif, Yolanda s'approche.

Pendant un instant tout se fige ou semble se figer.

Puis reprend son cours normal.

Le couple, presque sans dévier de son trajet initial, passe en faisant son footing.

Le Suédois rejoint un groupe d'enfants, qu'il avait dû repérer depuis là-haut et les accompagne à la piscine.

Et Yolanda, après un coup d'œil complice, poursuit son chemin.

Je la suis jusqu'à une petite clairière, en essayant de ne penser à rien.

Je suis habitué à ne pas me poser les questions qui font mal.

A l'abri des regards, elle m'enlace et m'embrasse passionnément, joyeusement. Je ne peux m'empêcher de pressentir dans la force avec laquelle elle me serre dans ses bras quelque chose de l'ordre du danger. Mais son baiser se prolonge et chasse mes doutes. Quand nous nous détachons, elle s'exclame :

— Je ne pouvais pas rester une minute de plus sans t'embrasser !

— La nuit n'est pas si loin, dis-je tout en sentant qu'elle est à une éternité.

— Justement, c'est de ça que je voulais te parler, Juan…

— Il y a un problème ?

— Pas vraiment. Mais tu avais raison quand tu m'as demandé si notre séance de la nuit n'allait pas me causer des ennuis. Le responsable du camping m'a fait remarquer que ça ne se fait pas, ou que, si ça arrive, les gens se montrent discrets et la direction peut faire semblant de n'être au courant de rien…

— Ils vont prendre des mesures contre toi, te suspendre ou quelque chose comme ça ?

Elle a un sourire mi-malicieux mi-timide :

— Je ne pense pas. Mais j'ai dû mentir. Je lui ai dit que nous étions ensemble depuis plus d'un an, et que tu étais venu ici pour me faire une surprise et me proposer de vivre ensemble à la fin de l'été. Ça ne t'ennuie pas, n'est-ce pas ?

Non. La vérité, c'est que je suis fier qu'elle ait inventé cette histoire plutôt que de s'empresser de promettre à son chef que ça ne se reproduirait pas. Cet alibi promet une suite et ça me plaît. Ce qui ne me plaît pas, c'est de constater avec quelle rapidité et quelle facilité elle arrive à élaborer un mensonge crédible. C'est un talent. Un talent que j'ai. Et que l'entraînement perfectionne.

— Le responsable, qui est gay mais il ne faut pas le dire parce qu'il aime croire que ça ne se voit pas, a été tout attendri et pour un peu il nous donnait sa bénédiction. Mais je dois quand même aller à Murcie pour parler au gérant et lui expliquer la situation. Je ne pense pas qu'il y ait de problèmes, parce que ce n'est pas facile à ce moment de la saison de trouver des gens avec une expérience du naturisme. Le responsable a failli s'évanouir quand je lui ai proposé ma démission pour rester comme simple cliente. Je me suis même dit que tu pourrais me faire une place dans ta tente…

Je réponds avec un baiser. Je ne veux penser à rien maintenant. Mais je pense, tout au moins une partie de mon cerveau pense. Je pense que ça doit bien tomber, pour qui que ce soit qui se trouve derrière, de m'avoir sous contrôle. Je pense que le départ de Yolanda à Murcie coïncide avec celui du juge. Je pense que rien de tout ça n'a beaucoup d'importance si je peux l'avoir cette nuit dans mes bras.

Mais Yolanda a encore des choses à me dire et continue :

— Je ne pense pas qu'on en arrive là. Je t'ai dit qu'il y a peu de personnel spécialisé et je suis sûre que je trouverai une solution avec le gérant.

— Cet après-midi…

— Ce soir. Il arrive de Madrid pour d'autres raisons, et, même si le responsable lui a expliqué mon cas au téléphone, il veut me parler. Je dîne avec lui et j'irai dormir après chez une copine.

Malgré moi, j'ai dû laisser entrevoir ma déception, parce qu'elle me serre dans ses bras :

— Je sais, je sais. Mais si tout va bien, demain je pourrai passer plus de temps avec toi. Si tu veux, bien sûr…

— Oui, je veux.

Elle me conduit entre les arbres dans l'intention de remplacer tout de suite la nuit que nous n'aurons pas. Le vieux Numéro Trois détestait les coïncidences, mais elles existent. J'ai besoin qu'elles existent, comme existe ce sentier que je ne connaissais pas et qui débouche sur les bungalows des employés. Les mêmes que j'ai vus hier depuis le haut de la butte. Yolanda ne me tient pas par la main. Ce n'est pas la peine, parce que j'ai sacrifié tous mes doutes sur l'autel des bienheureuses coïncidences, et on pourrait presque dire que c'est moi qui, étourdi de désir, l'entraîne jusqu'à la porte. Un endroit idéal pour un guet-apens, me souffle le maigre territoire de mon cerveau encore en alerte. Elle ouvre la porte et l'obscurité dispensée par les persiennes baissées, qui font barrage à la furie du soleil, nous offre un succédané de nuit.

Il n'y a là que nous et nos mains qui sont mille, comme nos jambes et nos sexes. Je me répète qu'il est impossible de feindre ce que nous vivons et j'essaie d'oublier toutes les fois où j'ai fait semblant. L'obscurité n'est pas parfaite, la lumière du soleil s'infiltre à travers les fentes des persiennes et laisse voir nos visages, révèle des émotions, les larmes heureuses. Mon sexe dit que c'est la vérité. Et je le crois.

Ma dernière pensée est pour les enfants qui, cadrés par Leti, sauront très bien se débrouiller ; puis il y a les vagues qui, à leur tour, nous soulèvent et nous recouvrent.

J'ai très souvent simulé. Comme si je ne voulais pas reconnaître mon imposture. La première chose qu'on nous apprend c'est à ne pas exagérer. L'exceptionnel attire l'attention et c'est mauvais. Ce qui se passe entre nous est exceptionnel. Et vrai.

Nous détacher l'un de l'autre fait mal. Très mal. Yolanda n'a que le temps de prendre une douche, se changer et prendre sa vieille voiture. Je renonce à lui demander pourquoi elle se dépêche, si son rendez-vous n'est que pour ce soir. Il y a évidemment une raison logique : elle doit d'abord passer chez son amie, chez qui elle dormira cette nuit.

Nous sortons au soleil qui ne peut pas nous éblouir plus que nous ne le sommes.

Nous nous séparons avant d'arriver à la zone du restaurant et je la regarde marcher vers les douches.

Malgré moi, je retourne au bungalow. Chacun de mes pas est un non. Chaque mètre parcouru est un oui qui ne me plaît pas.

J'arrive et je ne veux pas regarder. Mais je regarde.

Je ne veux pas compter. Mais je compte.

Je reviens vers le restaurant, j'ai perdu l'appétit qu'imposeraient l'heure et le sexe. Le bungalow où m'a conduit Yolanda, celui qu'elle a ouvert avec sa clé et où nous avons passé des instants comme dans un autre monde, est celui qui forme la barre courte d'un L.

Le même où j'ai aperçu, à travers la fenêtre ouverte, Sofia et le Suédois en train de faire ce que nous venons de répéter Yolanda et moi.

14

— Le vrai danger ce n'est pas la mort, petit : c'est la connerie, me répétait souvent le vieux Trois quand, après une livraison réussie, il se détendait et buvait un peu trop. Par exemple, un homme d'affaires, un mec qui depuis sa jeunesse bosse pour s'élever et grandir, prenant chaque fois plus de risques au lieu de se contenter de ce qu'il a gagné et de s'arrêter pour en profiter. Tu comprends ?

— Pas vraiment, je répondais parce que je savais qu'il adorait s'étendre sur le sujet.

— C'est normal. Tu es encore neuf dans la vie, bien que tu sois un sacré putain de bon tueur. Toi tu aimes nager mais pas te mouiller. Mais je continue : le mec grandit, grandit, grandit. Et plus il grandit plus il a besoin de montrer qu'il a grandi, en foutre plein la vue à tout le monde. Tu me suis ?

— A peu près, je mentais, sachant la suite par cœur.

— Et comment fait un type pour montrer qu'il est au sommet, qu'il est un gagnant ?

— En achetant des voitures, des maisons, un jet privé ?

— Ça, c'est de la foutaise, mon gars. Les gonzesses ! C'est les gonzesses le diplôme du gagnant !

Est-ce que tu as déjà vu un footballeur plein de pognon marié à un boudin ? Non. Ils se marient toujours avec des top models. Et si par hasard il y en a un qui a commis la gaffe avant de triompher, il suffit qu'il signe avec un grand club, et adieu le boudin, bonjour la belle nana. Mais on n'est pas en train de parler de joueurs de foot, mais d'hommes d'affaires, ou de chirurgiens, ou de ce que tu veux. Ceux qui réussissent, plus que des maisons ou des tableaux, collectionnent les belles nanas. Ils savent que s'ils n'avaient pas le sou ils ne pourraient même pas les approcher, et tout le monde le sait. Donc, elles sont la preuve du pouvoir du mec. Tu comprends maintenant ?

— Et le ridicule ?

— Le type, au cours de sa montée vers le pouvoir, peut avoir un infarctus, se retrouver en taule, ou faire tellement chier quelqu'un qu'il finit par ramasser un "paquet" livré par un des nôtres. Mais ce risque entre dans les prévisions, comme tous les autres. Ce qui se passe, c'est que notre bonhomme qui est arrivé au sommet et collectionne les belles nanas tombe amoureux de l'une d'elles. Et voilà le ridicule. Parce que celui qui était auparavant un symbole de pouvoir devient un rien du tout ; les mêmes qui passaient leur temps à admirer ses conquêtes se foutent de sa gueule dans son dos. Il perd le respect que les autres avaient pour lui, il ne fait plus peur, il fait rire. Et les balles le savent. Conclusion ?

J'attendais, parce qu'il manquait encore quelque chose et je ne pouvais pas lui refuser le plaisir d'arriver au bout de son raisonnement.

— C'est que l'amour est une merde, concluait le vieux Numéro Trois.

Et il se mettait à ronfler.

Je supportais cette parodie de philosophie parce que c'était une rareté dont j'étais le seul dépositaire, l'anticipation d'une confidence qui arriverait un jour ou l'autre. Le vieux Numéro Trois avait pour moi, et seulement pour moi, un respect que je n'ai jamais exigé, de même qu'il se permettait de me donner des conseils sur mon couple, ou qu'il me rapportait, de retour de ses vacances dans quelque paradis inconnu de tourisme sexuel, d'affreux présents, masques hideux, tapis criards, statuettes grossières et maladroites.

— Dans ces pays, ils peuvent se permettre de créer des objets aussi moches parce que les femmes sont vraiment belles, déclarait-il fièrement.

Leticia détestait cette collection d'horreurs, qu'elle pensait venir d'un de mes collègues vendeurs de compresses amateur de tourisme exotique. Tant que je vécus avec elle, j'entassai les horreurs en question dans la pièce de la maison qu'elle appelait avec ironie mon "bureau". Quand je déménageai dans mon appartement actuel, la collection fut transportée dans des cartons dans lesquels elle demeura longtemps. Le vieux Trois qui venait me voir de temps en temps, bien que ce ne fût pas autorisé par les règles de l'Entreprise, ne fit jamais de commentaire à propos de cette absence, et continua de me rapporter des objets laids des voyages qu'il entreprenait trois fois par an. Et moi, après l'avoir remercié, je rangeais la chose dans un carton et l'oubliais. Le dernier qu'il m'offrit fut une féroce idole d'un mètre et demi de hauteur, probablement africaine, sculptée dans un bois tendre et noir et affublée d'attributs génitaux disproportionnés.

— C'est comme ça qu'ils les ont là-bas, mon gars, me dit-il tandis que j'ouvrais le paquet. Et pourtant les petites négresses aiment la chair blanche et le savoir-faire des vieux. Ou alors c'est qu'elles sont des putains de bonnes simulatrices.

Quand ils me donnèrent l'ordre de le tuer, je sortis des cartons chaque pièce de la collection et les disposai sur les murs et dans les coins de mon appartement. J'installai l'idole dans un endroit très visible et je passai un moment à l'observer. Avec cette tête grossièrement taillée et ses mains immenses elle était l'image même de la brutalité, et en même temps elle m'inspirait de la confiance. Je me demandai pourquoi jusqu'à ce que je me rende compte qu'elle me faisait penser à Numéro Trois.

Cette nuit-là il vint chez moi et regarda tout sans rien dire.

Il y avait de la tristesse sur son visage. Pas trop. Il se planta devant l'idole et dit en riant :

— Putain, ce qu'il est moche, hein ? Mais il est drôle : il me ressemble. Chaque fois que tu le regarderas, pense à moi. Merci, petit, ajouta-t-il ému, en embrassant du regard la lugubre exposition qui occupait mon salon.

Une semaine plus tard, je le tuai.

Peut-être l'amour est de la foutaise et sans doute nous rapproche-t-il de la connerie plus qu'aucun autre sentiment. Mais c'est un sentiment merveilleux. Les soupçons que je commence à avoir à propos de Yolanda n'arrivent pas à entamer mon bonheur. Face à chaque objection surgissent dix explications. Le maximum que je puisse envisager est d'une part une trêve, d'autre part l'hypothèse qui ne résiste pas à l'analyse mais qui me paraît un avantage certain : si, au bout du compte, Yolanda est impliquée dans cette histoire, mieux vaut l'avoir près de moi. Très près.

Le restaurant est presque vide, ce qui ne m'étonne pas. Il est plus de quatre heures de l'après-midi. En route vers les tentes, je constate que le couple voisin de Leticia, revenu de son jogging, se repose à poil au soleil. Je ne pense pas qu'ils fassent partie de la garde rapprochée de Beltrán : malgré le jogging, leurs corps sont mous, quelconques, sédentaires. Même lorsque je vivais avec Laetitita et que je faisais attention à ne pas trop me montrer, j'étais souple et musclé. Il suffit de décider d'aller au gymnase régulièrement. Ce que doit faire Yolanda, sans doute. Mon entraînement m'aide à détourner mes pensées comme une balle mal lancée, la renvoyer vers le camp adverse et me réfugier dans les sensations récentes : le corps de Yolanda, sa jouissance, sa chaleur.

Je suis content d'être encore habillé, car la réaction est immédiate et – je pense au vieux Trois – me fait me sentir un peu con.

Comme il est ridicule de tenter pour la énième fois d'appeler sur mon portable. Je doute qu'une entreprise comme la mienne – quelle qu'elle soit – applique l'horaire d'été. J'essaierai plus tard.

Beltrán, habillé, prêt à partir, se dirige vers sa voiture. Leticia l'accompagne, nue et portant la marque des draps imprimée sur la peau.

Le juge me tend la main et dit qu'il espère me revoir à son retour.

— Oui, je pense que nous resterons encore deux ou trois jours.

Quelque chose me brûle les côtes. Ce n'est pas le soleil, mais le regard de Leticia.

— Les petits font la sieste, m'informe-t-elle. Essaie au moins de veiller à ce qu'ils la fassent tous les jours, Juanito.

Je vais vérifier que tout va bien dans la tente des enfants. Leti respire régulièrement, Antoñito, étendu sur le côté, tente de dissimuler une Nintendo et me lance un regard suppliant. Je hoche la tête et il me remercie d'un clin d'œil. Il plisse encore les deux yeux quand il veut cligner de l'œil.

— Comme deux petits anges, je déclare en refermant la tente.

Beltrán est déjà dans sa voiture et il nous dit au revoir. Il est seul. J'imagine que ses gardes du corps doivent l'attendre à l'extérieur. Ou alors une relève. Ceux d'ici resteront pour attendre son retour ou pour protéger Leticia et les enfants.

Ce qui me tranquillise. Un front de moins à surveiller.

Même si je sais que je peux le faire, gardes du corps ou pas.

Numéro Treize aussi.

— Je te connaissais des dizaines de défauts, mais je ne te savais pas voyeur, Juanito.

Leticia dit cela d'un air plus amusé qu'indigné.

— Je regrette, tu sais que je ne l'ai pas fait exprès. Gaspar n'a pas été trop furieux ?

— Non, c'est un amour. Ça l'a juste un peu démobilisé, mais je me suis débrouillée pour qu'il t'oublie très vite, dit-elle en se passant la langue sur les lèvres.

— Même si tu ne me crois pas, je suis heureux que tu sois avec lui. Il a l'air d'être un type bien. Tu sais que je l'ai toujours admiré.

— Et après ce tu as vu aujourd'hui, tu dois l'admirer encore plus, me lance-t-elle et elle comprend en le disant qu'elle dit une connerie. Pardonne-moi. Parfois je suis une idiote.

— Parfois seulement, je la rassure. Le reste du temps tu fais des courses.

Je lui tourne le dos et me dirige vers la piscine. Je ne suis pas fier, mais ce n'est pas désagréable de voir quelqu'un se montrer ridicule. Quelqu'un d'autre que moi.

Le vieux Numéro Trois non plus ne blairait pas Treize. Il se débrouillait pour ne jamais l'avoir dans son équipe. S'il l'avait vu aujourd'hui au bord de la piscine, faisant le beau au milieu des femmes, minable voyou se croyant séduisant et cherchant à attirer l'attention en exposant sa nudité bestiale, il l'aurait sûrement renvoyé en ville.

— Nous portons tous un assassin en nous, mon gars, disait-il souvent en parlant de Treize. Le problème c'est de savoir quel type d'assassin nous sommes. Dans ce boulot il faudrait des profils différents. Il y a les artistes, ce que tu pourrais devenir un jour, ce que je pourrais être moi aussi si j'en avais envie et il y a les bouchers comme lui. Les types comme ça sont des boulets indispensables. Pourquoi crois-tu qu'on l'utilise pour des missions en équipe, surtout les plus délicates ? Parce que, si quelque chose cloche, il est le coupable idéal, le prototype du gorille qui pour trois sous te casse un bras et pour un peu plus se charge de n'importe qui. Et en plus, mon gars, il est bon dans sa partie, même s'il croit que tout se fait avec les couilles et c'est là qu'il se trompe. Il faut d'abord utiliser sa tête, puis ses mains et, quand plus rien ne marche, se servir de ses couilles. Il n'y a pas d'autre façon de faire.

— Je ne sais pas…

— Qu'est-ce qu'il y a, petit, tu as peur de devenir comme lui ?

— Peur, non. Mais parfois je me dis qu'un métier comme le nôtre doit finir par nous changer…

Le vieux Numéro Trois appuya sa grosse main sur mon épaule, me regarda dans le fond des yeux et dit sentencieusement :

— Souviens-toi de ce que je vais te dire, mon gars. C'est la leçon numéro zéro, la première et la dernière : la nature est sage, mais elle a ses limites. Une chenille peut se transformer en papillon, mais un fils de pute sera toujours un fils de pute.

J'ai eu envie de lui demander s'il faisait allusion à Numéro Treize ou s'il voulait parler de nous.

Malgré tout son discours, je sais que le vieux Numéro Trois n'aurait pas aimé que Numéro Treize ait été chargé de le tuer. Parce que Numéro Treize aurait joui de le faire. Enormément.

Une vague de colère m'envahit en le voyant sauter du haut du plongeoir après s'être longuement exhibé. Il tuerait ma femme et mes enfants sans hésitation, et je pense qu'il le ferait gratuitement. La haine mal contenue qu'il nourrissait pour le vieux Numéro Trois s'est reportée sur le nouveau, c'est-à-dire moi. Nous le savons tous les deux. Et je sursaute en réalisant que Beltrán est parti et que Treize est toujours là. Peut-être parce que l'opération est suspendue et qu'il attend des ordres, peut-être parce que l'objectif n'est pas le juge, mais moi.

Je suis rassuré de penser qu'il n'a pas repéré Yolanda, et je pense qu'il faudra que je prenne des précautions pour qu'il ignore notre relation. En même temps je me reproche de ne pas me préoccuper des enfants et pas même de Leticia, mais je me pardonne en me disant que l'Entreprise est au courant de leur existence. J'espère qu'ils ne savent rien de Yolanda.

— Elle est bonne ta copine, dit Treize en sortant de l'eau à côté de moi. Tu sais quoi ? Comme tout le monde est à poil ici, ce qui me fait bander c'est de voir une belle gonzesse habillée…

Il plonge avant que je puisse répondre, le menacer ou lui demander ce qu'il fout ici.

C'est mieux comme ça, je ne dois pas montrer la moindre faiblesse.

Et Yolanda est mon point faible.

Comme les enfants.

Comme Leticia.

Comme Tony.

Tony qui m'attendait et je ne suis pas allé le rejoindre. Il faut que j'aille le voir.

Mais auparavant je monte sur le plongeoir, je prends une grande respiration et je saute.

Je me sens léger.

Parce que j'ai pris une décision.

Si dans vingt-quatre heures je n'ai pas plus de renseignements sur ce qui se passe, je tuerai Numéro Treize.

Et à l'œil.

15

Tony n'est pas à la plage. Ni à la cafétéria. Ni à la piscine. Il en aura eu marre de m'attendre ou alors se sera dit que je me suis égaré dans un coin discret avec Yolanda. Pas non plus de signe de vie dans sa caravane.

Pardon : si, il y a bien des signes de vie. De vie sexuelle.

Un balancement léger et significatif m'avertit que cette fois-ci je ne dois pas gaffer. Portes fermées et rideaux baissés, Tony et Sofia doivent être en train de profiter de leur sieste. Je peux soit m'éloigner pour fumer une cigarette dans un coin d'où je pourrai les apercevoir quand ils sortiront. Ou m'en aller et revenir plus tard.

Pourquoi donc est-ce que je reste ici, à deux pas de la caravane, comme un chasseur aux aguets ?

Parce que je n'entends aucun son. Et derrière les rideaux, les fenêtres sont ouvertes. Pas un gémissement, pas un soupir. Seul le balancement des amortisseurs. Et bien que Tony soit assez lourd pour provoquer ce mouvement, je doute qu'il puisse le faire sans souffler. Et même avec Sofia sur lui, on devrait l'entendre grogner.

Je secoue la tête : je n'ai rien retenu de mes erreurs récentes. Apparemment le soixante-neuf a du succès auprès des naturistes.

Je regarde à travers une petite fenêtre latérale, celle qui donne sur la kitchenette de la caravane. Le rideau, à peine séparé du cadre en aluminium, laisse entrevoir une épaule de femme. Une épaule large et musclée, qui bouge méthodiquement. J'écarte un peu plus le rideau et j'aperçois le visage de Tony, congestionné et flou. Il a un sac en plastique sur la tête et Sofia serre son cou entre ses mains.

Je ne pense pas, j'agis. La porte cède sous mon coup d'épaule et j'entre, j'évite un tabouret et je saute sur Sofia. Quelque chose dans l'expression de Tony freine le coup mortel que j'allais porter à sa copine, et elle, se retournant brusquement, crie quelque chose dans une langue étrangère, lance son poing en arrière et m'atteint à l'œil gauche. Du plat de la main, je la frappe à la tempe et la fais tomber sur le côté mais pas assez fort pour la sonner. Je m'apprête à lui donner le coup de grâce, quand la main de Tony m'arrête. J'arrache le sac de sa tête et il cherche Sofia des yeux. Elle me regarde avec haine. Mon œil me lance et me fait mal. Il est à moitié fermé.

L'éclat de rire de Tony me déconcerte, puis je comprends avant qu'il m'explique. Après une hésitation, Sofia fait comme lui, tout en se frottant la tempe. Et moi, cachant mon œil gauche derrière ma main, je m'effondre.

Je m'excuse auprès de Sofia que je n'aime toujours pas. Chacun est libre de pratiquer le sexe qu'il veut et si eux aiment ça, qui suis-je pour les juger ? Je ne pense pas qu'elle soit de celles qui perdent le contrôle et finissent par étrangler leur amant... Sauf si c'est son objectif.

Tony insiste pour que je reste, elle sort des bières et nous buvons. Sofia avale sa bouteille d'un trait. Elle boit rageusement, tout en faisant semblant de sourire du quiproquo. Je ne crois pas qu'au fond elle ait tellement envie de rire. A la demande de mon ami, elle apporte la trousse de secours et me panse l'œil avec une compresse et un sparadrap.

— Maintenant oui, nous avons l'air de deux pirates, rit Tony de dessous son bandeau.

— Je suis désolé, comme tu m'as dit hier soir que tu te sentais menacé, j'ai vu la scène et...

Sofia prend sur elle au prix d'efforts que je suis seul à détecter. Je ne pense pas qu'elle ait voulu le tuer à ce moment-là, mais sa colère est plus qu'un simple mécontentement dû à la situation. Ce qui la gêne, c'est probablement que Tony ne soit ni seul ni sans défense.

Mon ami lui raconte quelques anecdotes d'enfance, puis au bout d'un moment elle s'excuse et part à la piscine.

— Putain, quelle gaffe...

— Ce n'est rien, Juan. Je vais te paraître peut-être un peu bizarre, mais ces choses-là m'excitent. Et Sofia aussi.

— Il y a longtemps que vous êtes ensemble ?

— Trois mois. Nous nous sommes renontrés sur Internet, sur un site d'amateurs de ces pratiques...

— Je pensais que...

— Que c'était une call-girl, ou qu'elle était avec moi pour mon argent ? Non, pas exclusivement, je pense. Il y a des miroirs chez moi, Juan. Beaucoup de miroirs parce que c'est une très grande maison. Et je ne suis pas idiot. Mais, elle, je l'ai connue comme je te l'ai dit, j'ai répondu à une annonce qu'elle avait déposée ; nous avons échangé des mails, nous nous sommes vus et c'est devenu une hallucination. Et même si tu le penses sans le dire, je te rassure : elle ne vit pas à mes crochets, à part quelques cadeaux comme la voiture, ou son caprice à vouloir séjourner dans ce camping. Elle est informaticienne et gagne très bien sa vie comme programmatrice indépendante. Elle a très longtemps travaillé en Allemagne, d'ailleurs tu l'as entendue, quand elle ne fait pas attention elle parle en allemand et…

Je hoche la tête et je retiens ce qui m'intéresse. Pour commencer, ce qu'elle a crié quand j'ai fait mon entrée triomphale n'était pas de l'allemand mais une insulte en hongrois. Une insulte peu fréquente chez les informaticiennes, je dirais. Et puis il y a le temps : trois mois. C'est un délai acceptable. J'ai moi-même été jusqu'à passer vingt semaines en infiltré pour une livraison et le vieux Numéro Trois racontait qu'une fois il avait passé *presque un an déguisé en imbécile pour contrôler une commande qui au final avait été annulée.*

Un autre élément à considérer : la façon dont elle a dévié mon coup était peut-être fortuite, mais je jurerais que non. Y compris la rapidité avec laquelle elle a repris le contrôle de la situation, ce qui laisse penser à du professionnalisme. C'est ce que je crois.

Mais Tony a déjà tout installé dehors pour que nous bavardions confortablement et sa caravane se révèle être une prodigieuse réserve de victuailles. J'ai plus faim que je ne le pensais. Et surtout plus soif.

— Merci quand même, Juan. J'aurais aimé pouvoir faire la même chose pour toi...

— Me gâcher un coup sadomaso ?

— Non. Te sauver d'un éventuel danger. Si Sofia avait eu l'intention de me tuer, je te devrais la vie.

— Mais ce n'était pas ça...

— Non. Et ne crois pas que je ne me sois pas méfié d'elle au début. Ces doutes m'ont vraiment gâché la vie, parce que tu ne peux pas être totalement amoureux de quelqu'un en qui tu n'as pas confiance.

— Tu peux m'en parler, si tu veux, dis-je sans réfléchir.

Tony a l'air tranquille, détendu et presque heureux. Quelque chose a changé depuis hier, je ne sais pas quoi.

Il se rend compte de mon embarras et explique :

— Tout s'est arrangé avec mon associé. Il a téléphoné ce matin et il va me vendre sa part dès que je serai de retour à Madrid. Et à un prix raisonnable...

— Et les menaces, les prétendus attentats ?

— Des conneries que j'ai gobées. Comme le coup des accidents, ce n'était que de la parano de ma part. Mais ce n'est pas seulement pour ça que je me sens heureux, Juan. Tu te rends compte que je n'ai plus de raisons de soupçonner Sofia ?

Je ne lui dis pas qu'il a au contraire plus de raisons qu'avant. Son associé n'a encore rien signé, et, jusqu'à ce que Tony retourne à Madrid, beaucoup de choses peuvent se produire. S'il avait auparavant pris des précautions, il allait maintenant relâcher la pression et devenir une cible plus facile. Par ailleurs, l'histoire des prétendus attentats manqués m'inquiète. Nous, nous ne ratons jamais rien. Nous n'agissons pas non plus dans le but de faire peur. Nous tuons, c'est tout.

Mais je ne peux pas raconter tout ça à Tony, qui vient de me faire promettre d'être son témoin de mariage si Sofia accepte la proposition qu'il se prépare à lui faire quand ils retourneront en ville et qu'il aura réglé ses problèmes avec son associé. Il veut aussi m'inviter à dîner ici, dans deux ou trois jours, *avec tes familles*, parce qu'il est au courant pour Yolanda, et aussi que je suis venu avec mes enfants, que mon ex-femme est là avec le juge et même qu'elle est l'ancienne propriétaire de sa voiture.

— C'est Sofia qui me l'a dit, parce qu'elle l'a reconnue hier soir à la fête. C'est pas hallucinant, Juan ? C'est fou ces coïncidences, et après on va dire que le monde est grand…

Je lui donne raison. Je le trouve bien trop petit, le monde.

Et plein de coïncidences.

Résumé des dernières deux heures : quatre tentatives d'analyse de la situation, cinq appels téléphoniques à l'Entreprise, six attaques de doute concernant Yolanda, sept érections.

Et la prévision d'une conversation père-fils qui gomme tout le reste de mes préoccupations. Pour le moment, du moins.

Je remarque Antoñito assis au bord de l'allée, à côté de nos tentes.

Et ce qui m'étonne le plus, c'est de ne pas voir entre ses mains l'inséparable Nintendo. Il a l'air de réfléchir. Rien d'autre.

Mais ce qui m'étonne encore plus, ce qui me fait penser qu'il se passe là quelque chose d'exceptionnel, c'est de constater qu'Antoñito a désobéi à un ordre maternel. Leticia s'est endormie sur sa chaise longue et tout le camp a l'air de suivre son exemple. Tous sauf mon fils.

— Je peux te parler, papa ? Qu'est-ce qui est arrivé à ton œil ?

— Je réponds à quoi d'abord ?

— A la première question, dit-il avec un sérieux qui n'admet pas de tergiversations.

Je lui réponds que oui et nous allons à la cafétéria. Un double cornet pour lui. Un café pour moi. Et deux aspirines, s'il vous plaît.

— J'ai l'air d'un pirate, Antoñito, n'est-ce pas ? Ou quelque chose comme ça…

— Quelque chose comme ça, papa. Quelque chose comme ça.

Alerte. Ce n'est pas le ton de sa voix qui ressemble, en vert encore, à celui de Leticia quand elle s'adresse à moi. Ce qui m'inquiète c'est de m'apercevoir que je redeviens Juan Pérez Pérez sans m'en rendre compte ; c'est de comprendre que lorsque je parle à mon fils, les rares fois où je partage quelque chose avec lui, je replonge dans Juanito comme dans un refuge antiaérien quand s'annoncent les bombardements de la vie.

Seconde alerte, réitérée ces dernières heures : je ne contrôle plus les changements de personnalité, je ne décide pas, je n'arrive pas à cerner mes personnages. Ce qui est grave. Mais plus grave me semble l'expression d'Antoñito qui m'arrête avant que je parle, me fait signe d'attendre que la serveuse nous ait apporté notre commande et seulement après me demande :

— On est toujours comme ça, papa ? Ou on peut être autrement ?

— Qui ?

— Nous, nous de notre famille. Les hommes – et depuis sa petite stature d'enfant le mot "hommes" n'est pas trop grand pour lui.

— Quelle est l'autre façon, Antoñito ?

— Je peux te raconter un secret ?

— Bien sûr.

— Je déteste qu'on m'appelle Antoñito. C'est comme une moquerie, papa. Je ne dis jamais rien, parce que je ne sais pas quoi dire, mais, quand quelqu'un m'appelle Antoñito, c'est comme si on ne me prenait pas au sérieux… Tu comprends ?

— Oui. Mais pourquoi tu ne nous l'as pas dit plus tôt ?

— Pour quoi faire ? Personne ne m'aurait écouté… Sauf Sven peut-être.

— Sven ?

— Oui. Le maître nageur. Il est très gentil avec moi. Il m'a appris à plonger du grand plongeoir. Et il me pose des tas de questions, sur toi, sur maman, sur Gaspar. Mais lui aussi m'appelle Antoñito, parce que Leti lui a dit que je m'appelais comme ça, et, même si je pense qu'il me comprendrait, je n'ose pas lui en parler…

Sven.

Je m'occuperai de ça plus tard. Pas maintenant. Nous réfléchissons un moment sur le problème cependant que le café et l'aspirine me réaniment, pendant que la glace fond en un lac de couleurs douteuses.

— Tu sais quoi ? Moi aussi ça me gonfle qu'on m'appelle Juanito.

Au lieu de nous rapprocher, cet aveu nous sépare et je devine pourquoi. Je comprends maintenant. Cette punition que je me suis imposée il y a des années punit aussi ceux que j'aime. Laetita, flouée, parce qu'elle est tombée amoureuse d'un pirate et qu'elle a dû partager sa vie avec un vendeur médiocre ; ma fille, reflet de sa mère et par conséquent de ses dégoûts et de ses aspirations ; et mon fils, qui n'a pas de miroir paternel, qui déplore le seul qu'il ait. Si j'étais réellement celui que je semble être, il n'y aurait pas de problème. Mais je ne le suis pas. Pour être sincère, au fond, je ne sais pas ce que je suis.

— Viens avec moi, Antonio, lui dis-je.

Nous cheminons en silence et ce n'est que lorsque nous nous éloignons des sentiers habituels, qu'il me demande :

— Où allons-nous ?

— Dans un endroit secret, Antonio. Chaque homme a besoin d'un endroit secret. Je crois que chaque femme aussi. Mais je n'en suis pas sûr.

Nous arrivons à la falaise et, même si je répète le numéro que Camilleri m'a joué en m'amenant à la grotte, j'ai l'impression que c'est la première fois. La première fois pour Antonio et moi. Il accueille la surprise avec émotion, il court d'un côté à l'autre et semble à l'aise dans cet endroit. Avant que je lui dise quoi que ce soit, il s'assied sur une pierre face à l'entrée et me fait une place à ses côtés.

— Ne parle à personne de cet endroit, Antonio. A personne qui ne soit pas très important pour toi. Quelqu'un de très très important.

— Mais ça, on le sait comment, papa ?

— On ne le sait pas, on le sent. Et tu te tromperas souvent.

Nous nous taisons un moment. Et même connaissant la réponse, je demande :

— Quelle est l'autre façon d'être, Antonio ?

— Tu le sais. Tu dois le savoir, papa. Je ne t'en aurais pas parlé avant. Mais hier soir à la fête, pendant que je jouais avec des enfants qui venaient juste de faire ma connaissance et qui m'appelaient Antoñito, je me suis rendu compte qu'il se passait quelque chose dans le salon des grands. Tout le monde était entassé, regardant, admirant. Je me suis glissé entre les gens, parce que personne ne fait jamais attention à moi, et j'ai vu ce qu'ils regardaient. C'était toi. Dansant avec Yolanda. Mais ce n'était pas toi. Et c'était toi, quand même. Je ne comprends rien, papa.

— Mais si tu comprends, Antonio. Parce que ça t'arrive à toi aussi.

Il me regarde surpris, plus encore qu'en découvrant la grotte.

— Oui, quelquefois. Quand on joue au foot à l'école. Ou quand Leti n'est pas avec nous et que je rencontre d'autres garçons, qui ne savent rien de moi. Alors je sens que je peux marquer tous les buts, ou me battre avec le plus grand, ou parler avec la petite fille qui me plaît. Et je ne sais pas quoi faire.

— Il faut faire ce que tu sens, fiston. Ce que tu sens.

— C'est comme si ce n'était pas moi, tu vois ? On n'attend rien d'Antoñito, on ne lui demande presque rien. Et si je me trompe ?

— Il y a d'autres matches. D'autres bagarres. D'autres filles. Toujours, Antonio. Tu ne te trompes que quand tu ne fais rien. Tu me posais la question concernant les hommes de notre famille et je ne sais pas quoi te répondre. Je n'ai presque pas connu mon père, je ne sais de lui que ce qu'on m'en a raconté, à travers les yeux des autres, pas ce que les siens ont vu. Moi aussi, j'aurais aimé être fier de lui, quand j'étais un petit garçon, le voir comme le plus grand, le plus courageux. Mais il n'était pas là.

— Mais toi tu es là, dit-il sans me regarder. Mais je ne te vois pas.

Que puis-je lui dire, comment lui raconter ce que je ne me raconte pas à moi-même ? Le mieux c'est de ne rien dire, de regarder les nuages et la mer au loin. Attendre que le silence réponde.

Mais je ne l'ai pas fait.

Combien de temps ai-je passé à parler de Tony, de ce qui s'est passé au Retiro ? Je sais que je n'ai rien dit de mon métier, parce que mon entraînement m'en empêche, il y a des mots qui bloquent les aveux sous l'effet de drogues, d'alcool ou de l'hypnose. Nous, nous ne pouvons rien dire, à moins que nous n'ayons la volonté de le faire. Et personne ne nous croirait.

Mais même si je n'ai pas tout dit, il a entendu mon histoire et il me regarde à présent avec une consternation nouvelle. Il n'a plus de peine pour son papa Juanito, qui anticipe ce que sera son avenir, il compatit avec Numéro Trois, sans savoir qu'il s'appelle comme ça ni ce qu'il fait.

— Je ne savais pas, papa.

— C'est notre secret, comme cette grotte. Et je dois répondre à ta question, la vraie : oui, Antonio, on peut. Un jour arrivera où tu seras trop petit pour contenir les deux qui sont en toi et tu devras choisir. Personne ne pourra le faire pour toi. C'est pour ça la danse d'hier, c'est pour ça Yolanda, c'est pour ça que je ne vais pas téléphoner, pour ça que c'en est fini des ordres. A partir de maintenant, c'est moi qui décide.

Mon fils acquiesce, me croit, bien qu'il n'ait pas dû comprendre la fin de mon discours. Il sourit, se met debout et me tend la main.

Pendant que nous redescendons, il me dit :

— Tu sais quoi, papa ? Je sais que tu vas y arriver.

— Merci, Antonio, je réponds en pensant que j'aimerais en être aussi sûr.

16

Une longue nuit se prépare sans Yolanda, mais je lui suis presque reconnaissant, parce que ça va me permettre de faire le point. J'ai aussi appris à réfléchir en faisant semblant de faire autre chose. C'est indispensable pour éviter que le regard ne laisse deviner le geste en préparation, pour que rien ne puisse annoncer le coup qui arrive ni sa direction.

Je peux donc jouer dans l'eau avec les enfants, ramasser des coquillages sur le sable et même me laisser aller à étaler mes connaissances en botanique devant l'air déconcerté de Leti et l'orgueil balbutiant d'Antonio.

En fait, pendant que je joue le rôle du père retrouvé, je pense.

A ce que je dois faire, à ce que j'ai fait.

Le soir nous surprend ainsi, avec ses rituels domestiques. Leti marche seule vers les douches, sans attendre sa mère, qui vient de se réveiller d'une sieste trop longue pour être vraie. Antonio m'accompagne, regardant à droite et à gauche à la recherche d'indices. Il veut savoir si ce que nous nous sommes dit dans la grotte est un rêve, ou si quelque chose est vraiment en train de changer. Et puis très vite il prend l'initiative et fait le fou pendant que nous partageons douche et mousse de savon. Il rit et chante en duo avec moi une vieille chanson de pirates que je croyais avoir oubliée. Il est tout heureux de cette camaraderie père-fils, une comédie virile un peu idiote, je l'admets, mais que seuls peuvent mépriser ceux qui n'en ont pas été privés. Moi aussi je suis heureux.

Il y a peu d'hommes dans les douches, ce qui se justifie par le grand pourcentage d'étrangers qu'accueille le camping. Les touristes sont toujours les premiers à se préparer pour aller au restaurant, alors que nous, les nationaux, nous profitons du dernier rayon de soleil. Très vite les conversations anodines s'éteignent, les timides phrases échangées avec pudeur par des hommes qui se sont vus nus à l'extérieur, mais qui, ici, éprouvent le besoin de se protéger du moindre doute sur leur virilité.

Nous restons seuls, Antonio, moi et la vapeur qui rend les miroirs opaques.

Mon fils est si rempli de questions qu'elles lui échappent par les yeux. Il annonce, l'air de rien, pendant que nous nous essuyons :

— Tu sais qu'hier j'ai rêvé que tu étais un agent secret ?

— Diable, merci, Antonio. J'aurais préféré être un pirate, mais…

— Non. C'est vrai. Et ce n'est pas la première fois que ça m'arrive.

Je ne dis rien. Mais il n'a pas l'intention de me lâcher.

— Toi aussi tu rêves, papa.

Quelque chose dans son expression m'empêche d'éluder le sujet au moyen d'une plaisanterie.

— Des fois seulement. Surtout depuis que toi et maman… Chez toi, une nuit je me suis levé pour aller boire, je t'ai entendu parler et je suis allé dans ta chambre. Tu parlais de numéros en dormant…

— De numéros ?

— Oui, c'était comme si tu parlais de gens. Tu parlais aussi de missions, d'armes, des choses comme ça. Tu sais, un jour j'ai vu un film sur un homme qui était vendeur et père. Tu vois. En fait il était agent secret…

— Et, par hasard, tu n'aurais pas vu ce film la nuit où tu as cru m'entendre parler de ces choses, Antonio ?

Il ne sait plus. Ça suffit. Au fond, je suis content qu'il me croie capable d'accomplir des actions dangereuses. En vérité, mon métier n'est pas si différent de ce qu'il imagine que je suis. Sauf que les espions se racontent des bobards, des grandes missions, une patrie abstraite, pour justifier leurs actes. J'essaie de ne pas me poser de questions et pour le moment j'y arrive. Jusqu'à maintenant.

— Papa, pourquoi tu fumes ?

Je ne m'attendais pas à cette question. Elle n'est pas simple. J'aurais voulu dire qu'elle n'a rien à voir avec une histoire de santé, mais avec le seul acte de rébellion que Juanito s'est autorisé face à Leticia pendant des années. Mon ex-femme, saine ou écologiste selon les diktats de chaque saison, a toujours trouvé indécent que je fume. Les enfants le savent. Et malgré les scènes, les chantages (de toutes sortes, sauf sexuels), elle n'a jamais réussi, pendant nos années de vie commune, à ce que le timide Juanito arrête de fumer.

Le vieux Numéro Trois non plus.

— Que tu fréquentes des putes, je le comprendrais, me disait-il alors que nous attendions une livraison. Parce que, tout compte fait, c'est quelque chose d'hygiénique. Un type qui a bien baisé tue mieux. Que tu boives, pareil. Parce que quand les nains dans ton crâne se mettent à jacasser, mon gars, il n'y a pas d'autres façons de les faire taire. Et pourvu que tu ne te saoules pas avant de livrer le colis, ça ne pose pas de problème. Le tabac, je ne comprends pas. Moi, je fume comme une cheminée, mais moi c'est moi et il n'y a plus rien à faire. Mais toi… Tu t'occupes de toi, tu as une vie saine, tu fais du sport et puis tu allumes une clope.

Je ne répondais pas. En général, on était derrière une fenêtre, le fusil couvrant une petite fente entre deux immeubles, un coin de rue fréquenté, ou une fenêtre pareille aux autres. Une cigarette, presque toujours éteinte, pendait à mes lèvres. Le corps appuyé dans une position confortable, le poids bien réparti. Peu avant l'heure prévue, j'allumais ma cigarette et je fumais, l'œil dans le viseur. Le client apparaissait. Je le savais presque toujours quelques secondes avant. Alors j'aspirais profondément la fumée, tout s'arrêtait dans la rue et dans le monde.

Et je tirais.

Puis j'exhalais la fumée. Lentement.

Le vieux Numéro Trois oubliait sa croisade antitabac. Nous rassemblions le matériel tranquillement et nous descendions dans la rue, comme deux citoyens ordinaires. Un seul coup avait suffi, un seul, et nous n'avions pas besoin de rester pour nous assurer que ça avait marché. Lui et moi savions que la cible avait été atteinte.

Alors le vieux Trois sortait un briquet de sa poche, m'offrait du feu et murmurait, avec ce qui chez lui se rapprochait le plus de la tendresse :

— Tu sais quoi, mon gars ? Fume tant que tu veux, putain.

Le jour suivant il reprenait sa lutte contre le tabac. Et chaque fois qu'il me demandait pourquoi je fumais, je répondais la même chose qu'à Leticia, la même chose que je viens de répondre à Antonio :

— Parce que j'aime ça. Le tabac ne pose jamais de question.

Je ne me souviens pas à quel film de gangsters appartient cette réplique, peut-être un film de Bogart, mais je ne suis pas sûr. Tony et moi l'avons vu une seule fois, quand nous avions dix ans. Mais la mimique de l'acteur, sa cigarette à la bouche et les yeux à moitié fermés, nous avait tellement impressionnés que nous l'avons adoptée, même si les pirates ne fumaient pas de cigarettes et que nous n'ayons commencé à l'imiter que longtemps après, peu avant que Tony ait voulu devenir un héros et que je découvre que, à l'heure des tirs importants, je manquerais toujours la cible.

Mon œil a un drôle d'aspect, bien qu'il n'y ait aucune lésion. Je renvoie Antonio en prétextant que je dois me raser et que ça va durer un moment. Mais en réalité je veux qu'il s'en aille. Tout de suite.

Alors que je changeais mon pansement j'ai aperçu dans le miroir la tête bestiale de Numéro Treize. Il s'est laissé regarder, souriant, appuyé contre le mur recouvert de céramiques, à l'autre extrémité des douches.

Quand nous nous retrouvons seuls, il s'approche :

— Qu'est-ce qui se passe, 007 ? Quoique avec ton bandeau t'aies plutôt l'air d'un pirate à la retraite.

Je ne réponds pas. Je le regarde. Depuis combien de temps est-il là ? Comment ai-je pu me laisser surprendre à ce point ?

— Te fâche pas, chef. T'es au poil, putain, dis donc, tout nu là, avec tes deux familles, ha ha ha !

Je regrette de ne pas avoir mes cigarettes, pour que mes mains s'occupent pendant que je pense. Avec un œil en moins, je suis désavantagé et Treize pèse au moins quinze kilos de plus que moi. Je suis sans arme et de toute façon je ne veux pas de bordel ici. J'envisageais de le tuer mais pas maintenant.

— C'est un petit gars couillu, le tien. Et la petite, déjà une vraie petite femme.

Il cherche à me provoquer. Que j'attaque. Que je perde le contrôle. Pourquoi ?

— T'es un veinard, chef. Ta femme est super bonne, les filles chicos me font bander, tu vois ? Quand elles sont à quatre pattes et que je les mets bien profond, elles deviennent folles. Mais la petite gonzesse que tu t'es trouvée je me la ferais bien, elle aussi. Je te l'ai dit, t'es un mec veinard. Tu as tout.

Pas de réaction. Ce qui arrangerait les choses. Je pourrais sortir l'air de rien et attendre une occasion plus favorable.

— Tu l'as dit. Je suis le chef. Et tu ne respectes pas les règles.

— Tu crois vraiment que t'es le chef, Juanito ? On t'a donné le numéro du vieux, parce qu'il a insisté, mais tout le monde sait que t'es pas à la hauteur.

Il parle de l'Entreprise comme s'il savait des choses que j'ignore. C'est peut-être aussi une tactique.

— Un jour, peut-être même aujourd'hui, ils donneront l'ordre de t'éliminer. Peut-être même que c'est moi qui le ferai, Juanito. Peut-être même que tu vas rester là, la nuque brisée, et oh merde, un accident ! Ça avait l'air d'un type bien, mais il faut être con pour glisser dans la douche et mourir comme ça…

— *In cha' Allah !* je murmure.

Il change de tête.

— Qu'est-ce que tu dis ?

— Que ça sera ce que Dieu veut. Que le vieux Trois m'a raconté. Tout. *In cha' Allah*…

Il devient rouge. Je continue :

— Tu vas toujours en vacances en Algérie ? On m'a dit que chaque fois que tu as deux, trois jours de libres tu prends un avion, Treize…

Il essaie de se contrôler. Il a du mal. Le passé est le point faible de n'importe qui et, durant toutes ces années, personne n'a osé le lui rappeler. Le vieux Trois m'en a parlé il y a longtemps, quand il a su que je détestais cet assassin heureux de tuer. Des histoires de mercenaires. Il était au service des uns ou des autres. Ou des deux. Un attentat manqué et Treize partit se mettre à l'abri avec trois Algériens dans un coin du désert, en attendant que les patrouilles cessent les recherches. Un village perdu, une gamine de douze ans et trop de gin. Treize, qui n'était pas encore Numéro Treize, viola la jeune fille et s'en vanta. Il ne savait pas que l'un de ses compagnons était son frère. Ils le violèrent tous les trois avec leurs fusils pendant des jours. Ils le laissèrent pour mort. Quand il fut sur pied, il partit à leur recherche et il les recherche encore. Selon le vieux Trois, ils ont été tués dans une embuscade, mais Treize ne l'accepte pas et continue à sillonner l'Algérie pour tuer trois morts.

— Ne te mets pas en colère, je lui dis. L'amour c'est comme ça.

Il me saute dessus. Je l'évite et lui envoie mon genou dans l'estomac. Ce n'est pas de la pierre mais presque. Il manque de m'atteindre d'un coup de poing et je le frappe à la poitrine, ce qui lui coupe la respiration. Il reste debout. J'évite de peu un coup, qui m'atteint dans le gras du bras. Dans quelques secondes je ne pourrai plus le bouger. Et mon œil est hors d'usage. Pour la première fois en huit ans et quinze morts, j'ai envie de tuer. Je ne veux pas mourir avant d'avoir vécu.

J'entrelace les doigts de mes deux mains, faisant comme un poing de la taille des siens et de toutes les forces qui me restent je le frappe au menton. Une fois. Il titube. Deux fois. On dirait qu'il tient debout. Trois. Il tombe.

Je me jette sur lui, le genou sur sa poitrine, le poing dressé prêt à lui défoncer sa gorge découverte.

— Ecoute bien, si tu touches à un seul cheveu de quelqu'un de ma famille, dis-je avec un calme qui m'effraie, ce qui s'est passé en Algérie te semblera un joli souvenir en comparaison de ce que je te ferai. T'as compris ?

Il est vaincu. Il sait que je le ferai. Il acquiesce. Et pleure en silence.

Je me mets debout et je le vois.

Antonio.

Il a un paquet de cigarettes dans les mains, et dans les yeux quelque chose qui pourrait être de l'admiration, mais aussi de la peur.

17

— Toi, tu aimes nager mais pas te mouiller, me disait toujours le vieux Numéro Trois. Tant que ça fonctionne, mon gars, il n'y a pas de problème. Le problème c'est qu'un jour ça risque de ne plus marcher et il faudra t'assumer, te demander qui tu es. Personne n'y échappe. Pour l'instant tu joues le père de famille timide, tu te laisses emmerder par ta femme, mais tu sais qui tu es… même si tu ne veux pas le savoir. Parce que les balles, elles, le savent.

Il avait raison, le vieux. Il faut s'assumer. Il faisait souvent remarquer que, dans notre métier, *la merde c'est le nombre limite, mon gars, et chacun a le sien. Le mien est le cinquante.* Je pensais que c'était une sorte de coquetterie de sa part parce que lorsque je l'ai connu il allait avoir cinquante ans et que toutes les années qui ont suivi il a continué à être le meilleur.

Aujourd'hui je me rends compte qu'il ne parlait pas d'années mais de morts.

Peut-être que quinze était mon nombre limite, celui de la frontière que j'ai déjà traversée et peut-être que ça expliquerait les doutes qui m'assaillent.

Peut-être lorsque je croiserai le mort numéro seize tout sera terminé pour moi. Mais ce n'est pas fini et je dois continuer.

Maintenant c'est à Sven.

Treize ne constitue plus un danger, au moins pendant quelques jours. Et s'il ne part pas avant, je m'occuperai de lui. Mais Sven, ou quel que soit son putain de nom, c'est autre chose. Il doit être nouveau dans l'Entreprise, ou alors il a dû être prêté par une organisation amie. En tout cas, il est jeune dans le métier. Et s'il sait qui je suis, ça l'inquiétera sûrement. S'il ne le sait pas, ça ne saurait tarder.

Je suis arrivé assez vite aux bungalows du personnel. J'imagine que, la digue ayant cédé, l'eau va s'écouler rapidement. Je n'ai pas de plan. Rien que de la colère. Les conversations de Sven avec mon fils m'étaient-elles destinées pour que je les interprète comme une menace ? Que veulent-ils de moi, putain, pourquoi ne me le font-ils pas savoir et basta ? La logique est partie en vacances dans un autre camping et mon œil me fait souffrir.

Je regrette pour Sven et il va le regretter encore plus.

J'arrive à l'aile courte du L, il y a quelqu'un dans le bungalow, de la musique, les rideaux sont tirés et les fenêtres ouvertes. Qu'est-ce qui m'énerve le plus, l'imaginer bavardant avec mon fils ou au lit avec Yolanda ? Pas le temps de réfléchir et si je frappe à la porte au lieu de la défoncer, c'est parce que je veux voir la tête du Suédois quand il l'ouvrira et se rendra compte qu'il est un chasseur chassé.

On ouvre. Ce n'est pas la tête de Viking de Sven qui apparaît, mais le visage sympathique d'une femme espagnole nue, juste vêtue d'un tablier. Elle a un chiffon à la main et un sourire s'épanouit sur ses lèvres en me reconnaissant. Je mets un peu plus de temps. C'est une animatrice du camping, une des filles de l'équipe de Yolanda.

— Salut, quelle impatience ! plaisante-t-elle avec un accent qui, s'il n'est pas de Séville, doit être d'un village voisin. Yolanda ne t'a pas dit qu'elle ne reviendrait que demain ? Elle voulait te faire une surprise…

Elle devine à mon expression que je ne suis pas au courant.

— Allons bon, j'ai tout gâché. Bien sûr : elle pensait te le dire demain. Je m'appelle Carmen.

Elle me tend la main et j'imagine que, vus de loin, nous ressemblons à une maîtresse de maison et un démarcheur à domicile qui essaie de gagner sa confiance. Sauf que je porte un bermuda et elle un tablier. Et rien d'autre. Elle me fait entrer, *parce qu'au fond puisque j'ai gaffé autant que tu me dises où tu veux que je place le lit*.

Le bungalow est le même que celui d'il y a quelques heures, mais cette fille ronde et vive l'a soumis à un nettoyage complet. Elle parle sans arrêt. Je comprends que Yolanda voulait que le bungalow soit rutilant pour que nous puissions venir ici au lieu de dormir sous ma tente, que Carmen est sa compagne de chambre, mais qu'elle *s'est arrangée avec les autres filles, parce qu'il n'y a rien comme l'intimité, quand deux personnes veulent mieux se connaître*. Elle dit ça avec une légère rougeur qui n'a rien à voir avec son corps nu pendant qu'elle continue son ménage.

Elle me demande de ne rien dire à Yolanda, qu'elle est désolée d'avoir gâché sa surprise et je lui jure que je me tairai. Je profite d'une pause – tout le monde a besoin de respirer de temps en temps – pour expliquer mon erreur : en fait, je venais parler à Sven des progrès de mon fils à la piscine.

— Ah, je comprends ! Le bungalow de Sven est le sixième à gauche. Bon, en fait c'est celui-ci et l'autre c'est le nôtre. Mais Yoli lui a demandé ce matin de faire l'échange. Elle dit qu'ici c'est plus… intime.

Et elle rougit de nouveau, intimidée par la complicité qu'elle a involontairement fait naître entre nous. Je suis un imbécile. Complet. Jusqu'à la nuit dernière ce bungalow était celui de Sven, et Yolanda voulait juste rendre plus romantique le temps qu'il nous serait donné de partager.

— C'est qu'en plus d'ici, la nuit, on entend la mer, m'informe Carmen, de nouveau préoccupée par le déménagement des meubles. Où aimerais-tu qu'on mette le lit ?

Ça aussi c'est nouveau. Quand nous sommes venus ici, il y avait seulement deux petits lits, et à présent un grand lit double attend, appuyé contre un mur, sa place pour la nuit. J'indique un endroit près de la fenêtre à travers laquelle arrive le bruit de la mer, et je l'aide à l'installer.

— Bon, maintenant, va-t'en, ordonne-t-elle gentiment. Si Yoli sait que je t'ai tout raconté, elle me tue. C'est que tu lui plais vraiment. Et moi je te dis que c'est une fille super sérieuse…

Je lui demande s'il y a longtemps qu'elles sont amies et elle me répond depuis deux mois comme si elle parlait de deux vies. Je l'envie : ce doit être merveilleux de partager sans méfiance, sans se dire que notre amie ou notre amante peut nous tuer à n'importe quel moment.

Je lui dis au revoir, un peu confus.

Pardon, Yolanda.

Reste Sven. Je contourne les bungalows, j'en compte six et alors que je m'apprête à frapper mon sang se glace. A l'intérieur, un homme et une femme font l'amour avec une sauvagerie brutale. Est-ce que dans ce camping on ne peut rien faire d'autre ?

Sofia.

Ça doit être Sofia.

Faites que ce soit Sofia, s'il vous plaît.

Je retiens ma respiration, j'écoute et je tente de séparer les soupirs, d'identifier ceux de la femme, qui, derrière la mince paroi de bois, annonce un orgasme. Chaque gémissement fait naître une certitude contraire. C'est Yolanda. Ce n'est pas Yolanda. C'est Yolanda. J'ai encore la douceur de sa peau sous les doigts, le parfum de son sexe dans la bouche que l'eau de la douche ne peut faire disparaître, ce n'est pas Yolanda, sa façon de se tordre quand j'étais en elle, c'est Yolanda, le gémissement que je voyais dessiné sur ses lèvres plus que je ne l'entendais, ce n'est pas Yolanda, mais qui résonnait, résonne encore dans ma tête, c'est Yolanda, résonne comme le sang au galop, comme le cristal léché par le vent, ce n'est pas Yolanda, comme la vie déchaînée et chaude, c'est Yolanda, comme les fleuves tièdes, lave et jasmin, tremblement de terre et paix, ce n'est pas Yolanda, animal et proie, saut mortel de nuage en nuage, c'est Yolanda et ce n'est pas elle.

Je frappe à la porte avec une autorité policière. Un juron en suédois, un gémissement qui en est un et n'en est pas un et un Sven congestionné apparaît à la porte, le sexe encore raide à peine caché par la porte en bois.

Il sursaute à ma vue. Lui et sa bite qui retombe.

Dans l'espace qu'il laisse libre, un miroir reflète le corps nu d'une femme. Une partie des jambes et ses fesses. Ce n'est pas suffisant. On peut tomber amoureux d'une femme en une seule nuit, mais il y a tant à voir qu'il est difficile de se souvenir des détails. Sven attend. Passé le premier moment de frayeur, il attend. Je fais appel à Juanito, qui arrive au galop à mon secours.

— Je… J'arrive peut-être au mauvais moment, dis-je, mais je voulais vous remercier pour ce que vous faites pour mon fils.

Il respire. Tout va bien. Il n'a aucun soupçon. Il lui suffit d'une phrase, la mimique gênée d'un homme timide, pour se détendre. Je ne sais pas d'où ils l'ont sorti, mais je ne pense pas qu'il fasse long feu dans ce métier.

Bon, maintenant, que devrait-il faire dans une telle situation ?

— Agir normalement, m'a expliqué jadis le vieux Numéro Trois. Imagine que tu es dans les toilettes d'une cafétéria, que tu viens de te charger d'un type et que tu es avec lui enfermé dans les chiottes, te préparant à le laisser assis, le pantalon sur les chevilles et la porte fermée de l'intérieur pour que pendant un bon moment ceux qui viendraient se disent qu'il y a là un gars avec la chiasse. C'est bon ? A ce moment-là, arrive un con qui essaie d'ouvrir la porte. Si tu t'affoles, tu devras aussi éliminer le pauvre connard ; évidemment, il va se dire qu'il y a quelque chose de bizarre et aller en parler dehors.

Ce que tu dois faire c'est crier "Il y a quelqu'un !", comme s'il t'avait coupé tes effets. Le type ira dans un autre chiotte, et s'il lui prend l'envie d'aller voir ce qui se passe en regardant sous la porte, il verra seulement ton client assis, chiant, pendant que, toi, tu es dans ta voiture loin de là.

— Et s'il n'y a qu'un W.-C. et qu'il décide d'attendre devant la porte ?

— Leçon numéro deux, mon gars : ne te charge jamais d'un client dans des toilettes n'ayant qu'un seul chiotte, répondit sentencieusement le vieux Trois.

Mais Sven ne l'a pas eu comme maître. L'évidence, si on t'interrompt pour une bêtise quelconque pendant que tu es en train de baiser, chez toi, en dehors des heures de travail, c'est que tu claques la porte au nez de l'importun. Sven perd son temps à vouloir donner l'apparence de la normalité ; à me raconter, dans son espagnol maladroit, qu'Antonio est un athlète, qu'il ne lui manque que d'avoir confiance en lui pour obtenir tout ce qu'il veut. Il pourrait s'arrêter, mais il m'explique que les enfants timides comme mon fils ont tout à gagner dans des endroits comme celui-ci parce que ça les libère et il continue comme ça à parler, comme s'il risquait quelque chose en s'arrêtant. Tout ce numéro ne sert qu'à me faire croire qu'il n'était pas en train de baiser quelqu'un qu'il ne devrait pas. Ou quelqu'un qu'il fallait me cacher.

Dans le miroir, la femme tourne un peu, cherche quelque chose dans son sac, mais je ne vois que la main et le sac. A quoi ressemble le sac de Yolanda ? Comment sont ses mains ? Que cherche-t-elle dans ce sac, ses cigarettes ou un flingue pour intervenir si Sven n'arrive pas à assurer ?

Le Suédois continue à parler nerveusement. Il transpire. Ce n'est plus la sueur de tout à l'heure, une sueur de corps à corps. C'est la sueur de la peur, il n'ose pas refermer la porte, ni regarder derrière lui pour savoir ce que j'ai aperçu.

Je vais entrer.

Je cherche dans ma poche le téléphone portable avec ses touches prêtes à faire jaillir une lame d'acier.

Dans le miroir, la femme bouge, s'assied et je vais voir son visage.

Le portable vibre.

Je regarde l'écran, un numéro inconnu y apparaît. C'est ridicule, mais je réponds, tant pis si ça donne l'avantage à Sven s'il décide d'attaquer.

Une voix dans mon oreille. Yolanda. Il y a seulement quelques heures, avant qu'elle parte, je lui ai donné ce numéro pour que nous restions en contact.

— Tu me manques. Beaucoup. Tu peux parler ou je te gêne ?

J'hésite avant de répondre parce que je suis en train de penser. Sa voix est forte et, si elle venait du lit, je l'entendrais aussi à l'intérieur du bungalow. Ou pas ?

— Juan ? demande-t-elle.

La femme sur le lit s'est assise et je vois à présent son visage dans le miroir.

C'est Sofia. Elle fume.

— Oui, tu peux me parler.

J'adresse à Sven un geste d'excuse et, au lieu d'en profiter pour dire au revoir et fermer la porte, il attend.

— Je voulais seulement te dire que je suis sûre que tout se passera bien avec le gérant. Et que, si tu veux, on n'est pas obligés d'aller dans ta tente. J'ai fait un échange de bungalow avec un camarade et on aura même un grand lit rien que pour nous ! Je voulais te faire une surprise, mais ici, toute seule, je me suis dit que peut-être ça ne te plairait pas, que la nuit dernière et aujourd'hui c'était bien, mais que tu ne voudrais peut-être...

— Je veux, bien sûr que je veux !

Sofia me regarde depuis le miroir.

Elle me fait un clin d'œil.

J'adresse un petit signe à Sven et je m'en vais. Il respire.

Il y a une odeur de mer.

Une odeur de Yolanda.

Je continue à ne rien comprendre à ce qui arrive, mais, ça, je sais que personne ne me l'enlèvera.

Pas même en me tuant.

18

Camilleri me regarde. C'est tout. La brise qui entre dans la grotte apporte des sons épars venus de la nuit : une vague, le cri de triomphe de quelqu'un qui a gagné dans un de ces jeux puérils qu'on organise après dîner, une guitare. Je ne sais pas l'heure qu'il est et je ne veux pas le savoir. Trop de temps encore avant que naisse le jour qui me ramènera Yolanda, même si ce n'est que pour la voir de loin.

Combien avons-nous bu ?

Assez.

Trop. Assez pour me sentir bien et oublier pour un moment les questions qui me hantent.

Trop pour que fonctionne la prudence qui dans mon métier est la meilleure des cuirasses.

Ainsi quand nous avons commencé à boire, au bar du camping, nous avons parlé de la vie, de livres et de cuisine. J'ai laissé entrevoir que j'étais plus cultivé que mon personnage ne devrait le laisser paraître. Mais Camilleri a ce je ne sais quoi qui me rappelle le père que je n'ai pas connu, quelque chose d'un sage grand-père, d'un patriarche tranquille, d'un vieux professeur qui a encore beaucoup à m'apprendre.

Et quand nous avons réussi – en payant un prix prohibitif – à avoir une bouteille de whisky, deux verres et quelques glaçons, venir jusqu'ici s'est fait sans même que nous nous concertions. Peut-être parce que nous nous étions mis à parler d'autres choses. De ses rêves gastronomiques, de ma douteuse vocation de chirurgien, de pirates et de cuisiniers, de femmes. Evidemment de femmes.

J'ai parlé de Leticia comme d'une victime, la victime d'une escroquerie dans laquelle l'escroc n'a rien gagné, du temps où sa peau brillait comme un signal indiquant toujours le chemin juste, de notre éloignement silencieux, des lampes qui s'éteignent. Camilleri a parlé d'une certaine Constanza, qui par moments avait l'air si réelle qu'on aurait pu la deviner derrière la fumée de nos cigarettes et qui, à d'autres, n'était plus qu'un personnage littéraire, chair d'encre et de papier. Je le lui ai dit.

— C'est l'ennui quand on est écrivain, cher Juan. Les souvenirs perdent leur précieuse imperfection, même s'ils acquièrent la gloire des mots. Quand on n'a plus rien, il reste les paroles, pauvres compagnes de lit. Les livres sont un harem surpeuplé, dans les couloirs duquel il est aisé d'égarer le désir ou d'entrer dans le mauvais lit. Et puis, cher Juan, ne vous faites pas d'illusions : il est des occasions où les livres ne servent à rien.

De là, je ne me rappelle pas comment, nous sommes passés au métier d'écrivain, et à sa théorie selon laquelle tout le monde a une histoire à raconter, même si tout le monde ne sait pas le faire. Il continuait :

— Il y a la technique que n'importe qui peut apprendre. Et il y a les histoires qui nous habitent.

Qu'elles soient intéressantes ou pas, cela dépend de qui les abrite. Vous, par exemple, je suis sûr que vous avez déjà été tenté par l'écriture…

— Moi ? Je ne crois pas…

— Allons, Juan. J'ai eu affaire à suffisamment d'élèves pour savoir quand quelqu'un pense à une histoire. Cela se voit sur le visage, vous savez ? Une expression pleine de doutes, d'euphorie, de certitudes et de nouveaux doutes. Comme celle que vous trimballez ces jours-ci.

Assez d'alcool pour fluidifier la nuit. Trop pour se taire ou pour inventer quelque chose de pertinent. Et c'est comme ça que je viens de lui raconter mon histoire. Complète, c'est-à-dire incomplète. Comme si c'était un argument de roman et avec les modifications nécessaires pour qu'il ne s'aperçoive pas qu'il s'agit de la réalité. C'est ce que je crois.

Et là, pendant un moment interminable, Camilleri me regarde. Effaré.

— C'est tellement absurde, Juan, que ça pourrait fonctionner. Je veux dire que, à part les concordances évidentes avec ce que vous vivez en ce moment, il y a quelque chose. Si j'étais un psychologue – que Dieu me garde – je m'amuserais à relever les coïncidences et les divergences. Vous voyez ce que je voulais dire à propos des souvenirs et des mots ? Vous, Juan, confronté à une situation inconfortable comme celle que vous vivez et à un âge que j'envie mais qui est pétri de doutes, au lieu de simplement réfléchir à ce qui vous arrive, vous écrivez une histoire. Dans votre tête, mais vous l'écrivez. Et il y a tout dedans : la culpabilité, votre mariage détruit, la séparation d'avec vos enfants, et même la perspective d'un nouvel amour qui serait votre rédemption. Le reste, le métier de tueur à gages, la trame de l'intrigue, vous sert à ne pas trop vous attarder sur une réalité qui se peint toujours, toujours en gris. Vous devez absolument écrire un roman, mon ami ! Si vous le souhaitez, je vous offre mon humble appui.

— Je ne peux pas l'écrire, professeur, je ne sais pas comment ça finit.

Nous buvons un peu plus.

— C'est délicat, Juan. Parce que, d'après les règles, votre assassin, Numéro Trois, devrait mourir à la fin.

— Pourquoi ?

— Parce qu'il a tué quinze personnes. Et, en littérature, cela se paie. Si c'était un méchant, un personnage négatif, il pourrait s'en sortir. Mais votre héros… Il sent la mort.

Il doit percevoir que ses mots me déconcertent, car il me sourit et déclare :

— Quoique, vous savez ce que je pense ? Au diable les règles ! Sauvez-le, Juan, trouvez une solution et trouvez-lui une nouvelle vie, vous le lui devez. Vous l'avez créé. Bien sûr, pour ça il faut résoudre l'intrigue, et toutes les questions en suspens. Par exemple, qui est le méchant, celui qui a tendu à votre héros ce piège d'où il n'arrive pas à se sortir ?

— Je n'en ai pas la moindre foutue idée, Camilleri, je réponds déjà un peu bourré.

— Je chercherais du côté des innocents. Ce sont les pires.

— Continuez, professeur. S'il vous plaît.

— Volontiers. Dans les romans, comme dans la réalité, tout ce qui arrive le fait pour une bonne raison. Sauf que, dans la vie réelle, il est plus probable de ne jamais connaître cette raison. Dans une fiction, c'est obligatoire. Et dans votre roman, le coupable doit être insoupçonnable. Par exemple, cet ami que le héros n'a pas revu pendant des années et dont il porte un deuil invisible. Qui vous dit que ce n'est pas cet ami qui veut sa perte ? Ou son ex-femme… après tout, le héros l'a complètement bernée et elle doit le savoir.

— Trop alambiqué, malgré tout le respect, professeur. L'entreprise pour laquelle travaille Numéro Trois ne fait pas de publicité dans les journaux et ne commet pas d'assassinats pour un oui pour un non. C'est plus… compliqué.

— Pourquoi pas le juge, je veux dire, le médecin bénévole qui est le nouvel amour de votre femme ? Des personnages aussi parfaits sont souvent les plus inattendus.

— Je ne sais pas, ça peut marcher, mais je me dis qu'il doit bien y avoir quelqu'un d'honnête dans ce foutu roman, non ?

— La jeune fille. La nouvelle copine, Juan. Sauf si c'est elle la méchante…

Je m'y oppose. Avec une fermeté de poivrot. Et Camilleri s'incline. Nous rigolons comme des imbéciles heureux. Je propose que nous nous en allions, mais il objecte qu'il est plus prudent que nous attendions encore un moment, le temps que nous puissions mettre un pied devant l'autre. Et justifiant d'une urgence de la prostate due à son âge, il se poste à l'entrée de la grotte pour pisser. Je l'imite et pendant un instant nous ressemblons à deux gamins pisseurs et innocents.

— Il y aurait une autre explication, peut-être plus crédible, me dit-il tandis que nous revenons nous asseoir sur nos sièges de pierre. L'Entreprise. Il ne sait rien de l'Entreprise, m'avez-vous dit. Et pourtant il a gravi beaucoup d'échelons. Si tout ce bordel n'était qu'un test, un examen sans préavis qu'on lui impose pour voir s'il mérite d'accéder à un poste encore plus élevé ?

Pendant que nous revenons au camping, je pense que la dernière hypothèse de Camilleri se tient. Numéro Deux est capable de ce genre de mise en scène. Et de plus encore.

Mais je ne veux plus grimper dans la hiérarchie. Ni continuer.

J'exige que, à la fin du roman, je puisse vivre sans mensonges, savoir si je suis Juanito ou Numéro Trois. Savoir. Vivre. Aimer. Même si ça doit me faire souffrir. Même si je dois mourir en conjuguant ces verbes.

Il doit être près de trois heures du matin et tout le monde dort. J'ai laissé Camilleri devant sa caravane et je marche un peu avant de regagner ma tente. La calanque, sans Yolanda, n'est pas la même, même si, à moitié caché derrière un rocher, un couple fait l'amour. Pas question de m'approcher pour voir qui c'est. Je m'en fiche. Je m'éloigne jusqu'à l'autre extrémité de la plage, je me déshabille et j'entre dans la mer qui me lave à l'extérieur et laisse entrevoir à quel point je me sens sale à l'intérieur. Yolanda. Ma cuite se dissipe, mais le creux dans ma poitrine est toujours là, et elle le remplit. Je lui invente trois poèmes que je ne lui réciterai jamais, deux d'entre eux sont très érotiques, et tendres pourtant. Suis-je vraiment amoureux ou juste idiot ? Le vieux

Numéro Trois avait raison quand il évoquait l'idée de la frontière dans le nombre de morts. Même s'il en comptait plus du triple que moi, et que ce n'est qu'à la fin de sa carrière que j'ai senti chez lui, derrière le cynisme rigolard, quelque chose d'amer.

Yolanda. Elle m'envahit, m'occupe, s'infiltre dans ma bouche quand je dis son nom ou que je le crie, remplit le creux dans ma poitrine et le remplit encore, jusqu'à ce que mon sexe durcisse d'un désir qui – je le sais – ne cédera pas de la nuit. Plus qu'une gêne, je considère ça comme un hommage, comme elle le ferait si elle était là. Je m'étends sur le sable et, avec ce qui reste de whisky dans la bouteille, nous buvons, ma queue et moi, au retour de Yolanda et à toutes les questions qu'elle fait naître en moi.

Le dernier plongeon pour enlever le sable qui me recouvre n'a pas réussi à éteindre le désir, et je le porte comme un cierge allumé sur le chemin de ma tente. C'est une célébration, le premier anniversaire d'une conscience dont j'ignorais l'existence. Ce n'est pas qu'une année se soit écoulée, c'est que le temps perd de son sens quand on se met à vivre. Et je dois, ici, maintenant, célébrer la fin de tout ce qu'il y avait avant.

Je vais arrêter.

Que Numéro Deux aille se faire foutre.

Que l'Entreprise aille se faire foutre.

Ils ne pourront pas m'en empêcher. Je me souviens que, lorsque j'ai débuté dans ce travail, j'ai demandé au vieux Trois si, comme au cinéma, la seule façon de démissionner de l'Entreprise était de partir dans un cercueil. Je me souviens aussi que je l'ai demandé comme ça, par curiosité, parce que le futur ne m'intéressait pas, je n'y pensais pas.

— Bien sûr que non, mon gars, m'avait-il répondu dans un éclat de rire. Moi, par exemple, quand j'en aurai plein le cul, j'arrêterai et c'est tout. Pas plus difficile que ça.

Mais, en y pensant bien, le vieux Trois ne s'est pas arrêté.

Je l'ai tué.

Sur ordre de l'Entreprise.

Mais c'était sans doute pour une autre raison, je ne sais pas laquelle, c'est sûr que ça devait être pour une autre raison.

S'il vous plaît.

Pour une autre raison.

Il était sûr de ce qu'il disait, il le savait. Il pouvait avoir l'air d'un fanfaron, mais ce n'en était pas un.

— Moi, ils n'oseront jamais se foutre de ma gueule. Et de la tienne non plus, petit, disait-il souvent quand on parlait de ça.

Ce qui veut dire qu'il savait, je lui en avais parlé plus d'une fois. A moins que ce ne soit lui qui en ait parlé. Et il me recommandait toujours :

— En premier, tu dois utiliser ta tête, après tes mains, et, quand plus rien ne marche, tu te sers de tes couilles. Il n'y a pas d'autre solution.

C'est ce que je vais faire. Quel que soit celui qui est derrière tout ce bordel, je lui laisserai croire qu'il m'embrouille la tête et qu'il me tient entre ses mains, jusqu'au jour où je l'attraperai par les couilles et il comprendra que le jeu est terminé.

Une dernière cigarette avant d'aller me coucher et Yolanda partout, Yolanda dans mon sexe et dans la brise. J'envisage la possibilité de me masturber, mais je l'écarte comme une trahison vis-à-vis de Yolanda. Cette ardeur lui appartient et je dois la garder jusqu'à son retour. Tout le reste peut attendre, pas son souvenir. Et quoique dise Camilleri, il n'y a pas de mots qui puissent rendre plus beau ce que je garde d'elle sur le bout de mes doigts. Triste joie, bonheur peint à l'aquarelle et séché par des soupirs, tout ça est si nouveau et si ancien que, comme un adolescent amoureux, je m'endors paisiblement, mon sexe accusant le ciel de ne pas me permettre de la posséder ici et maintenant. Ou peut-être que si ? Car, dans la tente, une femme nue me caresse, me lèche, tandis qu'une bouche capture mon sexe et l'avale, le caresse et le suce, l'absorbe avec passion. Peut-être suis-je plus saoul que je ne le croyais ou peut-être mes fantasmes m'offrent-ils un succédané de celle qui me manque. Je bénis l'ivresse ou le rêve inattendu au fond duquel je m'abandonne et je m'enfonce.

Mais ce n'est pas Yolanda. Nous n'avons passé qu'une nuit et une sieste ensemble, mais je sais que ce n'est pas elle, tous mes doutes de cet après-midi dans le bungalow de Sven ont disparu. Alors qui ? Je cherche à me dégager, mais la femme le sent et accélère son mouvement, mes yeux se font à l'obscurité et je la vois :

— Leticia, je murmure, arrête.

Mais elle n'arrête pas. Je suis sur le point de céder, le plaisir est aveugle et les caresses aussi. Je ne veux pas voir, juste sentir.

— Leticia, je ne t'aime plus. Je regrette, mais c'est comme ça. Tu peux continuer si tu veux, tu peux me sucer jusqu'à la fin, tu peux avaler chaque jet, mais ça ne changera rien.

Elle arrête. En fait, elle ralentit le rythme, comme si elle hésitait. Puis revient à l'attaque avec plus de férocité.

— Leticia, le moment est passé. C'est ma faute, je crois, mais c'est fini. Ce que tu fais c'est par orgueil et c'est une erreur, cette pipe n'est pas pour moi. Garde-la pour Gaspar qui t'aime. Garde-la-lui.

Elle s'arrête vraiment. Me sort lentement de sa bouche et me regarde, si près de moi qu'il suffirait d'une hésitation de ma part pour qu'elle recommence. Je ne cède pas. Je m'écarte, sans brusquerie. Elle appuie sa tête sur mes jambes et je crois qu'elle pleure. Je caresse ses cheveux. Elle finit par se calmer et demande :

— Tu es sûr ?

— Oui. Et toi ?

— Moi... je ne sais pas. Ces jours-ci je t'ai vu comme tu étais au début, comme quand...

— Quand nous étions autres, Leticia. Maintenant nous sommes devenus nous.

Elle se ressaisit, arrange ses cheveux. Avant de sortir elle me dit :

— J'espère que cette fois tu auras le courage d'être heureux, Juan.

— Moi aussi je l'espère, mais je n'en suis pas sûr. Je veux juste dormir, bêtement fier et ivre d'un désir qui porte un autre nom que le sien.

Je ferme la tente et je m'endors.

Maintenant je sais que c'est un rêve. Je rêve de Yolanda. Elle me tient dans ses bras. Me caresse.

Me lèche. Je voudrais participer, mais une torpeur douce m'immobilise et la Yolanda de mon rêve m'en empêche. Elle se veut maîtresse de la situation, elle me domine, je ne la vois pas, mais je sens sa bouche sur mon sexe et c'est une chaleur différente de celle d'avant, comme si elle cherchait à le connaître, le goûter millimètre après millimètre, le faire sien et le redessiner selon son caprice. Je flotte dans une eau tiède, à l'intérieur je bous. Dans le rêve, Yolanda continue et continue encore, mais sa persistance n'a rien à voir avec l'orgueil désespéré et blessé de Leticia. Il y a de la passion, de la faim, de la luxure et de l'urgence, il y a la soif de moi et je me laisse boire, bénis soient les rêves qui font tomber les murailles, bénie soit la bouche qui boit et boit, qui continue à boire tandis que je me calme petit à petit et que je passe du rêve lumineux de ses lèvres à un autre rêve, celui du rien le plus doux. Et du fond du rien, dans le rêve, Yolanda prononce mon nom.

Je me réveille à l'aube, en sursaut.

Yolanda, à mes côtés, dort nue, plus réelle que tout ce que j'ai vécu jusqu'à maintenant.

Et ça ressemble toujours à un rêve.

19

Un bruit. Et l'absence d'un bruit. C'est ce qui m'a réveillé il y a presque une heure. Très tôt. Il était environ huit heures et demie. Yolanda dormait, abandonnée dans sa nudité et enroulée autour de ma jambe.

Un bruit en plus.

Un bruit en moins.

A l'extérieur de la tente, là où les nudistes matinaux partent à la recherche du premier soleil.

Il manquait quelque chose aux bruits triviaux, aux bruits tribaux du camping.

Et il y avait quelque chose en trop. Comme maintenant. Quelque chose en relation avec mon travail, je pourrais le jurer. Ce que nous savons, nous ne le tenons pas entièrement de notre formation. Les expériences s'additionnent, par couches. Des couches minces. Des signes. Des pistes. Ce n'est pas un danger immédiat. Un danger en préparation, peut-être.

Ça m'a réveillé. Mais Yolanda endormie et pelotonnée, sa respiration remplissant la tente et mon sexe, ma propre respiration, a prononcé mon nom dans ses rêves et il n'y a plus eu de place pour d'autres bruits ni pour d'autres silences.

Je l'ai regardée. Et ce que je vois me plaît de plus en plus. Elle a ouvert les yeux, *salut, bel endormi.* Un bruit en plus, *salut, belle endormie.* Elle a souri. Le reste s'est poursuivi dans les bras l'un de l'autre, les nouvelles données entre les baisers, pourquoi ce pansement sur l'œil, *un coup idiot contre une branche*, un bruit en moins, *je ne peux pas te laisser tout seul*, un baiser, *ne me laisse pas seul, alors*, le bruit ou le silence, mais au loin, *je regrette de t'avoir réveillé cette nuit, mais tu étais si mignon*, un baiser, *endormi comme un bébé bandant*, un baiser, *je n'ai pas pu résister*, un baiser, *ne résiste pas*, un baiser. Le bruit en moins et celui en trop sont le même bruit, mais lequel ?

Tout s'est bien passé avec le gérant. Le responsable n'avait pas parlé de mon ex-femme ni des enfants, seulement de l'histoire des fiancés et de la surprise. Aucune objection, tant que nous maintenons les apparences pendant la journée, la nuit nous appartient, *toutes les nuits que tu veux*, les bruits et les silences peuvent attendre, *je les veux toutes.*

Après, le sexe, les sexes, les pulsations de nos cœurs remplissent la tente. Le calme et la tendresse. Une étreinte après l'amour peut-elle être plus excitante que le désordre qui l'a précédé ? Oui. Un remue-ménage domestique, *je ne veux pas arriver en retard aujourd'hui*, des baisers rapides à doses renforcées pour attendre la nuit, *tu viens dans mon bungalow à l'heure de la sieste ?* les bruits qui reviennent, l'odeur des sexes comme un coussin douillet, *bien sûr je viendrai*, des baisers pendant qu'elle s'habille, *reste là nu et endormi*, des baisers qui l'accompagnent jusqu'à la sortie, la fermeture de la tente qui nous sépare du monde et de ses bruits en trop, ses bruits en moins, qui s'ouvre et se ferme comme un rideau de scène, la vision fugace de ses jambes et puis le désir encore une fois, comme un dernier baiser qui devra attendre.

Les mollets de Yolanda ont disparu avec elle et je suis resté seul avec le bruit en trop et le bruit en moins.

Il y a quinze minutes.

Et je sais maintenant ce que me rappellent le bruit et le silence.

Même si c'est impossible. Des douzaines de fois, peut-être plus. Ces huit dernières années. Et peut-être avant, une fois. Mais avant je ne savais pas le distinguer, comme la plupart des gens. Le silence de ce que l'on n'attend pas, de la mauvaise nouvelle qui ne nous concerne pas mais qui est passée si près qu'elle nous glace le sang. Le silence des murmures quand on n'a pas encore de bras assez solides pour s'accrocher à quelqu'un, pas de jambes pour courir comme le vent. Le silence déchiré par les spéculations avortées, des bribes de questions. Le bruit d'une terreur informe. Mais précise.

La bande sonore d'une mort, supposée ou réelle, dans un endroit public.

Quand les gens savent, et même avant de savoir, les gens parlent.

Quand les gens devinent, sur la base de quelque piste, les gens chuchotent. Ils ingurgitent les bruits quotidiens et attendent l'heure d'offrir leur version de l'événement, leurs commentaires, leurs qui l'aurait dit, leurs je ne l'ai jamais encadré, leurs on n'est pas grand-chose. Et dans ce sens, ils ont raison, les gens.

Le bruit qui m'attend dehors, celui que je vais chercher en sortant d'ici et le silence qui escamote les bruits habituels de la matinée, les deux faces d'une même pièce de monnaie que quelqu'un ne jettera plus jamais en l'air. Plus jamais.

J'ouvre la fermeture à glissière et je comprends la raison de l'altération.

Je vois aussi les deux voitures de flics.

Et entre les hommes en uniformes, la tête de l'inspecteur Arregui.

Orgueil stupide d'avoir eu raison, quand on aurait préféré mille fois avoir eu tort. L'état de l'enquête : je l'ignore. Mais tout indique qu'elle n'a pas encore commencé, que la situation les déconcerte. Le responsable est au bord du malaise. Qui est le mort ? J'ai peur que ce ne soit le juge Beltrán et qu'au bout du compte tout s'explique par une erreur bureaucratique et estivale ; ils voulaient l'éliminer et ils m'en chargent. Ils découvrent ma relation avec Leticia et décident de m'écarter pour ne pas m'impliquer. Affaire réglée. Pourquoi ça me rend triste ? Ce n'est pas la première fois que je connais en personne un client, j'ai peut-être changé. Pour de bon.

J'ai toujours mes réflexes.

En premier, disait le vieux Numéro Trois, utiliser sa tête.

Si bien que je m'achemine vers la cafétéria comme un touriste ordinaire, regardant avec curiosité les voitures de patrouille et les policiers. Arregui ne m'a pas encore vu et je préfère ça. Il est possible qu'il me reconnaisse. La première fois que nous nous sommes vus, il y a quatre ans, j'étais blond, anglais, et ma relation avec la victime était seulement celle d'un témoin éventuel et des pires : ceux qui n'ont rien vu. Je m'appelais Chambers et je parlais un espagnol si lamentable qu'Arregui lui-même avait préféré se risquer dans son anglais approximatif pour m'interroger. Aimablement. Sans laisser paraître le moindre soupçon. Une tête de fonctionnaire pressé d'en finir avec les démarches et d'aller au bar d'à côté. Dangereux Arregui. Je l'appris par la suite. Il me traita comme ce que j'étais : un collègue de séminaire de la victime, ne le fréquentant que parce qu'on nous avait attribué la même table au restaurant et que nos chambres étaient contiguës. Un malheur, pauvre homme, qui l'aurait cru, dans un hôtel de luxe en plein Madrid, une araignée exotique et africaine nichant dans les couloirs recouverts de moquette jusqu'aux plafonds. Une araignée mortelle, dont la piqûre provoque un décès foudroyant, une heure après l'inoculation du venin.

— C'est bizarre, me dit Arregui cette fois-là, dans son anglais maladroit. Ces araignées n'existent pas ici. C'est-à-dire, elles n'existaient pas. Mais on dirait que des imbéciles s'amusent à les importer en contrebande, pour les vendre à d'autres imbéciles qui finissent par les laisser s'échapper. C'est bizarre.

Pas si bizarre. Cette histoire, selon ce que me raconta le vieux Trois, avait été inventée par notre Entreprise – quelle qu'elle soit – comme une couverture pour pouvoir utiliser de temps en temps le fameux venin. Le même dont je m'étais servi au Louvre pour l'admirateur de *La Joconde*.

Mais Arregui n'était pas convaincu. Il me posa des questions incongrues, par exemple est-ce que la victime, un génie de l'informatique qui avait inventé des systèmes révolutionnaires et très peu chers, m'avait parlé d'un éventuel ennemi. Il m'invita à prendre un café au bar de l'hôtel et parut laisser tomber l'affaire.

Mais il ne laissa rien tomber.

La deuxième fois qu'il me vit, de nouveau à Madrid il y a deux ans, j'étais Juanito Pérez Pérez, et il y avait cette fois aussi une araignée. Un accident bête, la recherche infructueuse de la bestiole dans le luxueux bureau du directeur général d'une multinationale de l'industrie pharmaceutique. Je pus constater que l'inspecteur Arregui n'était pas un idiot. Et tandis que je me félicitais d'avoir jeté aux cabinets le petit flacon contenant le venin et le poinçon creux avec lequel j'avais effleuré la peau du directeur général au cours de l'entrevue, je me dis qu'il fallait que j'en sache plus sur Arregui. Je le revis quatre jours plus tard, quand il me demanda de lui décrire encore une fois cette entrevue, le petit cri du directeur général qui pensait avoir été piqué par un insecte, la recherche infructueuse, la façon dont il s'était écroulé et tout le reste.

— Comme c'est étrange, monsieur Pérez, comme c'est étrange cette histoire d'araignées, me dit-il. Savez-vous que depuis des années je suis à la recherche d'un exemplaire de cette bestiole, de témoignages, d'un indice qui prouverait qu'elles existent et qu'il y en a ici ? Et je ne trouve rien. Personne n'a jamais vu ces araignées en Espagne. Mais il y a des gens qui meurent à cause de leur piqûre. Exclusivement des gens importants. Jamais un pauvre type ou un ouvrier agricole ou un promeneur du dimanche. Rien que des VIP. Incroyable, ce que ces araignées peuvent être sélectives...

L'Entreprise abandonna les araignées. C'est du moins ce que je crus. Arregui ouvrit une enquête, poursuivit les importateurs illégaux d'animaux, mena une recherche poussée sur l'origine des rumeurs concernant les araignées. Et même ses recherches furent vaines, l'Entreprise préféra laisser de côté le venin. C'est ce que me raconta le vieux Numéro Trois.

Aujourd'hui, deux ans après, nos routes se croisent à nouveau. Il reconnaîtra Juanito. J'en suis sûr. Il fait partie des dangereux. Ai-je eu tort de ne pas l'avoir tué alors ? Peut-être. Mais je ne l'ai pas fait. Tuer pour se mettre à l'abri n'est permis que lorsque l'Entreprise en donne l'ordre. Ou quand on agit à titre personnel sans qu'elle soit au courant. Le vieux Trois l'avait fait quelquefois. Je n'ai pas voulu. Mais, à tout hasard, j'ai enquêté sur Arregui, ses habitudes et ses itinéraires. D'une certaine façon, je me suis attaché à lui. Et je l'ai laissé vivre.

Un type pas banal, même aux yeux de ses collègues. Un mélange de dur et de poète, qui n'était toléré que parce qu'il était plus couvert de médailles qu'un général. Quand il n'était encore qu'un jeune flic prometteur, il fut infiltré à l'université pour détecter les éléments subversifs parmi les étudiants de la jeune démocratie. Il joua si bien son rôle d'étudiant en lettres qu'il termina son cursus couronné d'une mention très bien avec félicitations du jury et en n'ayant dénoncé presque personne. La dernière fois que je m'intéressai à lui, il alternait son boulot de flic avec celui de professeur de littérature dans une université privée et l'animation d'ateliers gratuits dans des quartiers pauvres pour des jeunes à qui il enseignait que créer des personnages était plus amusant que voler des voitures ou qu'il remettait dans le droit chemin à coups de baffes. A cette époque, une procédure avait été engagée contre lui parce qu'il avait cassé le nez de l'un de ses chefs. Ce n'était pas la première fois. Et sûrement pas la dernière.

Un type pas banal. Le bruit court qu'il a toujours dans sa poche une pièce d'or avec les armes de l'Espagne, un mot de code et un numéro de téléphone. Qu'il a, seul et sans aucune aide, sauvé le roi d'une mort certaine dans un piège que lui avait tendu l'ETA. Que le roi se trouvait où il ne devait pas se trouver et qu'Arregui a su le retrouver. Qu'il a tué trois hommes, a fait monter le roi dans sa voiture et l'a ramené au palais de la Zarzuela* sans prévenir personne. Que si on ne le touche pas, si on ne le limoge pas, c'est grâce à cette pièce. Et parce que, au fond, il s'en fout d'être limogé.

Un type pas banal, Arregui. Ça m'étonne qu'il soit encore dans la police. Sauf s'il s'est rangé. Si, comme tous les autres, il s'est dit que ça suffisait, qu'il ait remisé ses fiches et qu'il se soit résigné à suivre le troupeau. Un type bizarre. Bon enquêteur, il est à plusieurs reprises arrivé trop haut en démêlant des affaires pourries. Et quand on a cru qu'enfin les vautours allaient se repaître de sa dépouille, Arregui s'est payé un succès de ceux qui font la une, plus une décoration et a continué à être intouchable. Ou presque.

Un type bizarre. On disait qu'il arriverait très loin. Mais un jour tout s'est bloqué. Des motifs personnels.

* Résidence de la famille royale à Madrid.

Une fiancée assassinée. Ils s'étaient disputés, parce qu'il refusait de quitter la police et qu'il courait trop de risques pour protéger un système qui ne cadrait pas avec son idée de la justice. C'est elle qui me l'a raconté, lors de notre troisième rendez-vous et dans son lit, après que se fut déroulé tout le rituel de la séduction depuis la rencontre fortuite, l'attirance réciproque, les coïncidences curieuses et la naissance du sentiment amoureux. Nous sommes sortis ensemble pendant deux mois, et au début je me répétais que je le faisais pour en savoir plus sur cet inspecteur suspicieux. Puis j'ai cessé de me chercher des excuses. Mon couple avec Leticia se délitait inexorablement et avec Claudia – elle s'appelait Claudia, bien que depuis deux ans j'essaie d'oublier jusqu'à son nom – j'avais l'impression d'être moi, même si je ne savais toujours pas qui était ce moi. C'était une femme étonnante au caractère entier, intelligente et passionnée. J'ai commencé à sortir avec elle pensant lui soutirer des informations sur l'inspecteur, alors que je me demandais s'il convenait de le liquider. Mais Claudia s'est jetée passionnément dans cette nouvelle relation. Moi aussi. Nous étions amoureux. Je n'ai été avec elle ni le pusillanime Juanito ni le changeant Numéro Trois. J'étais moi, comme je ne l'ai plus jamais été jusqu'à hier avec Yolanda. Comme c'est en train de m'arriver avec Yolanda. Quelque chose commence à bouger en moi, quelque chose d'enfoui profondément dont seules deux ou trois personnes pourraient me rappeler l'existence.

Claudia a été assassinée par deux junkies rendus fous par le manque, peut-être les deux derniers qui subsistaient encore dans un Madrid de poudre et de pilules. En plein après-midi, presque sans le vouloir. Pour son sac. Je suis allé à son enterrement, et de loin, sans qu'il me voie, j'ai présenté mentalement mes condoléances à l'inspecteur Arregui. Et mes excuses.

Si j'avais été là, elle ne serait pas morte.

Je n'ai pas parlé d'Arregui au vieux Trois. J'ai peut-être eu peur qu'il ne le tue de ses mains. Il m'a toujours protégé, le vieux.

Un drôle de type, Arregui. J'ai recommencé à le suivre, de temps en temps, jusqu'à il y a quelques mois. Une habitude. Comme si j'allais au cinéma. Je fais ça de temps en temps. Regarder les gens comme s'ils étaient les personnages d'un film. Je le faisais d'ailleurs avant de me consacrer à mon boulot d'aujourd'hui. Comme si j'allais au cinéma. Et en suivant Arregui, j'ai découvert un petit secret. Pas grand-chose. Ainsi dans les rapports des détectives que j'avais engagés sous un faux nom pour qu'ils le suivent quand il n'était pas de service, il y avait une erreur. Ils disaient que l'inspecteur, un homme droit et respecté, était un pornographe obsessionnel, fréquentant assidûment sex-shops et autres lieux du genre. Ils se trompaient. Arregui, comme n'importe quel autre enquêteur, a un rituel pour permettre à ses idées de se mettre en place. Voir des films pornos. Je le sais parce que nous nous sommes trouvés plus d'une fois dans des cabines voisines. Je ne dis pas que ce qu'il regarde ne l'excite pas, bien que j'en doute. Il en sort l'air pensif, comme si devant l'écran, où s'étalent de médiocres coïts destinés à assouvir des fantasmes, il trouvait la même chose que Sherlock Holmes dans le violon et la cocaïne. Un type bizarre, cet Arregui.

Depuis que j'ai décidé que je ne le tuerais pas, je pense souvent à lui.

J'aimerais l'avoir comme ami. Si ce n'était pas moi. Si j'étais un autre.

La victime n'est pas le juge. J'en suis sûr. Leticia déjeune avec les enfants avec une sérénité toute maternelle. Et avec un petit air gêné pour ce qui s'est passé cette nuit. Mais elle a recouvré sa fierté. Elle me dit qu'elle vient d'avoir Gaspar au téléphone et qu'il revient cet après-midi.

— On a parlé de ton affaire, Juan. Il a dit qu'on te donnerait un coup de main avec les enfants, que ce sera un plaisir de s'en occuper à tour de rôle.

Mon affaire, qu'elle signale du menton, c'est Yolanda que j'aperçois du côté de la cafétéria. Depuis quand ne suis-je plus Juanito mais Juan ? Dans les yeux de mon ex-femme il y a de la paix. Ou de la détermination ? Camilleri aurait-il raison, se pourrait-il qu'elle ait commandité ma mort ?

Je ne crois pas. Je ne veux pas le croire. Bien qu'elle ait plus de raisons que quiconque et que son vénérable père ait les contacts et les moyens nécessaires pour devenir un client de mon Entreprise.

Le vieux professeur m'invite à sa table d'un air complice :

— N'est-ce pas l'idéal, cher Juan ? Un crime, c'est ce qu'il manquait à votre scénario !

Camilleri parle de l'événement avec animation. C'est comme ça que commencent la plupart de ses romans, avec une mort fortuite qui très vite ne l'est plus. Elle ne le serait pas ? je lui demande.

— Aucune mort n'est fortuite, cher Juan. Aucune.

Yolanda s'est décidée à rentrer et m'appelle depuis une table sur laquelle deux tasses à café sont une promesse de petit-déjeuner.

Elle est plus belle que n'importe quelle présentatrice de journal télévisé. Et plus efficace. Le mort est Numéro Treize, bien que je ne reconnaisse pas le nom qu'il utilisait. C'est lui. La description me suffit. On l'a retrouvé ce matin, à la porte de sa caravane. Sans blessure apparente.

— Il paraît que le médecin légiste a trouvé une marque lors du premier examen qu'il a pratiqué. Comme une piqûre. Une piqûre d'araignée. Ou quelque chose de ce genre. Juan, tu m'écoutes ? Si tu continues à remplir ta tasse de sucre tu vas devoir couper ton café au couteau…

Sept cuillerées. Et le café me semble quand même amer. Très amer.

Camilleri se retire en me lançant un petit clin d'œil. Je suis persuadé de ne pas lui avoir parlé de Numéro Treize quand je lui ai raconté le scénario de mon roman, hier soir dans la grotte. Sauf que j'étais saoul. Lui en aurais-je parlé ?

Yolanda réitère son invitation pour la sieste et s'en va. Je pense que malgré ma stupéfaction je suis arrivé à suivre le fil de la conversation. Son sourire en partant est une promesse renouvelée.

Encore un café. Pas de gueule de bois, mais des questions. J'avais envisagé de tuer Numéro Treize. Et de laisser croire à un accident. Mais je ne l'ai pas tué. Et l'utilisation de l'araignée signale la patte de l'Entreprise. Et annonce des problèmes. Tout se complique.

— Tout se complique, dit Arregui en s'asseyant à la place que Yolanda occupait il y a une minute. On dirait que les araignées vous poursuivent, monsieur Pérez.

Il a raison.

Et, tout d'un coup, j'ai l'impression que des petites et féroces araignées me grimpent sur l'épaule à la recherche de l'endroit où m'administrer leur mortelle piqûre.

20

— Vous le connaissiez ?

Arregui est plus grand que dans mon souvenir. Ou c'est moi qui me sens plus petit.

— Non, inspecteur. Il n'y a que deux jours que je suis ici et je ne connais pas encore grand monde.

— On ne dirait pas, monsieur Pérez. Je dirais que vous avez fait d'excellentes connaissances.

Il est rapide. Mon nom aura attiré son attention (un nom si ordinaire qu'on dirait un pseudonyme et il est possible qu'il le soit pour moi) dans la liste des estivants, ou alors il m'a observé sans que je m'en rende compte. Une ou deux questions l'air de rien et le responsable à voile et à vapeur lui aura raconté toute mon histoire d'amour. Je décide de m'en servir, sans en abuser. Si je contredis la version de Yolanda à propos de notre relation à Madrid, il pourrait soupçonner quelque chose. Je souris, intimidé, Juanito absolu. Ça marche ? Impossible de le savoir.

— Ça vous ennuie si je déjeune avec vous ? On m'a appelé si tôt que je n'ai même pas eu le temps de prendre un café…

— Bien sûr, inspecteur. Mais je croyais que vous étiez fixé à Madrid.

— C'est le cas. Mais on m'a envoyé ici à cause de la personnalité de la victime.

Attention à ma stratégie, ne pas répéter l'erreur de Sven. Est-ce que je fais l'idiot ou est-ce que je lui demande comment il se fait qu'on dépêche en urgence un enquêteur de Madrid pour une mort accidentelle à Murcie ?

— Je croyais que c'était une mort accidentelle.

— Oui, monsieur Pérez. Un accident provoqué par une piqûre d'araignée. Comme celles que nous connaissons, vous et moi.

Je prends un air confus. Comme le plus innocent des citoyens dans ma situation.

— Moi… Le même genre d'araignées, dites-vous ?

— Il semblerait. C'est du moins la première impression du médecin légiste de Murcie. Et comme il y a une instruction spéciale pour qu'on me prévienne chaque fois qu'un mort présente ces mêmes symptômes, quel que soit l'endroit où il se trouve, me voici…

— C'est un soulagement, inspecteur Arregui, si je peux vous aider…

— Vous m'avez dit que vous ne connaissiez pas la victime…

— Je ne pense pas. Comment s'appelait-il ?

— Arturo Blanco Morgades. Représentant de commerce, quelque chose comme ça. Je trouve qu'il avait plutôt l'air et la carrure d'un malfrat. Mais on ne sait jamais. Ça vous dit quelque chose ?

Piège.

Piège.

Piège.

Il est détendu et tranquille. Il attend que je me plante, que je m'emmêle les pédales.

— En fait, oui, ce nom me dit quelque chose, mais, vous savez, je suis moi-même agent commercial et je rencontre tellement de gens de façon occasionnelle…

— Il y avait ça dans sa caravane.

Il jette sur la table une carte de visite. La mienne. Je n'ai jamais donné à Numéro Treize de cartes de visite. J'en ai toujours sur moi, quand je suis Juan Pérez Pérez. Et j'ai en plus des cartes de visite de mes nombreuses personnalités de travail. Mais je ne les donne jamais à d'autres tueurs. Et encore moins à ceux que je veux faire disparaître depuis des années.

— C'est ce que je vous disais, inspecteur. Je rencontre tant de gens que ce n'est pas étonnant. Ici, je n'ai fait la connaissance que du professeur Camilleri, un retraité, et pas beaucoup plus. Si ce type avait ma carte, ça devait dater d'il y a quelque temps, d'un contact à Madrid…

— Et il l'a apportée avec lui dans un camping où tout le monde se balade à poil.

C'est le moment de se montrer digne. A la Juanito, mais digne.

— Ecoutez, inspecteur, si vous croyez que vous avez le droit de venir me parler comme ça avec vos insinuations, vous vous trompez.

Arregui soupire. Il joue avec ma carte, la plie entre ses grands doigts.

— Peut-être que oui. Peut-être est-ce que je me trompe, monsieur Pérez. Peut-être est-ce que depuis quatre ans je réunis des informations sur des décès dus à des piqûres d'araignées dont il est impossible de trouver un seul exemplaire en Europe. Peut-être n'êtes-vous qu'un voyageur de commerce rangé et pépère, qui a la malchance de se trouver au mauvais endroit au mauvais moment. Peut-être que non. Vous voulez savoir, Juan, je peux vous appeler Juan ? Il y a très longtemps que j'ai appris à me méfier des coïncidences.

Et des putes avec des petits seins, me dis-je.

Arregui est parti. Sur la table ma carte de visite pliée en deux, les pointes à l'intérieur, ressemble à une flèche.

Pointée vers moi.

Dans la tente. Le téléphone portable. Je ne l'ai pas pris avec moi parce que avant même de sortir j'avais compris ce qu'était le bruit en trop et le bruit qui manquait. Je ne savais pas que j'allais rencontrer Arregui. Mais je pensais qu'il valait mieux sortir sans armes. Même camouflées.

Deux appels.

A une minute d'écart. De Numéro Deux. Il y a seulement une demi-heure.

Juanito aurait rappelé immédiatement.

Numéro Trois ne rappellerait qu'une heure après.

Les procédures habituelles.

Il est possible, au bout du compte, que je ne sois ni l'un ni l'autre, puisque j'éteins le portable. S'il a besoin de me dire quelque chose, il n'a qu'à venir.

Ou m'envoyer quelqu'un.

Je vais à la piscine, jouer mon rôle de père.

Ma fille a besoin de moi et la perspective de bavarder en tête à tête avec elle m'inquiète plus que dix interrogatoires d'Arregui. Allez cinq, mettons cinq.

Je me reproche d'être un macho et je me condamne. Mais je ne l'emmènerai pas à la grotte. Ça, c'est pour Antonio. Camilleri m'en a fait cadeau quand j'ai commencé à le regarder comme le père dont je ne me souviens pas, et je l'ai donné en héritage à mon fils. La prochaine grotte, le prochain refuge sera pour Leti. Leti qui a mûri en quelques jours. La graine de femme que j'avais remarquée en arrivant au camping paraît avoir germé en quelques heures. Le vieux Trois disait qu'il existe un instant, un seul, pas une heure ni une minute ni même une foutue seconde, un instant au cours duquel les choses changent. Si on arrive à capter ce moment, si on arrive à le séparer du reste, on se rapproche de Dieu. La première fois qu'il me parla de ça, il me surprit. Je ne le savais pas croyant. Il me raconta qu'il avait épuisé des couchers de soleil et des nuits dans le désert, dans les plaines de l'Asie, dans des îles de la Polynésie, guettant le moment où la nuit devient jour et le jour devient nuit. Mais, il ne sait pas pourquoi, il ne réussit jamais à surprendre ce moment. De très peu. Mais il n'y arriva jamais.

— Mais, toi, tu dois être capable d'y arriver, mon gars, me dit-il. Tu sais être froid, et tu sais rêver bien que tu ne t'y abandonnes pas pour éviter les cauchemars. Je te demande une seule chose : quand tu y arriveras, quand tu surprendras cet instant et que tu seras au plus près de Dieu, il faudra que tu me rendes un service…

— Tout ce que vous voulez…

— File-lui un coup de pied dans les couilles de ma part.

A sa façon, le vieux Numéro Trois était un philosophe.

Il me surestimait. Parce que Leti est devenue femme sous mes yeux et que je n'ai pas su voir l'instant où s'est produit ce changement. Ses formes annoncent qu'elle sera belle comme sa mère, qu'elle possède comme elle un de ces corps qui se jouent du temps, et qui, si celui-ci prétend les prendre dans ses filets, s'amusent à sauter par-dessus comme si c'était une simple corde à sauter.

A défaut de grottes à lui offrir, je lui propose une table sous un parasol au bord de la piscine. Pour elle un grand verre rempli d'une boisson colorée, pour moi un Whisky Sour. En plus, d'ici je peux surveiller les allées et venues d'Arregui et de ses hommes. Je trouve comique la gêne qu'éprouvent tous ces types en uniforme à parler avec les nudistes. Pas l'inspecteur. C'est leur âme qu'il regarde, il ne s'attarde pas sur leur nudité.

Quoique, devant Arregui, n'importe qui se sente nu.

Toujours.

— Je veux te parler de quelque chose que je ne peux pas dire à maman. Elle ne comprendrait pas.

— Pourquoi crois-tu que moi je comprendrais ?

— Parce que je veux le croire, papa.

— …

— De temps en temps, je me sauve. Oh, rien de sérieux. Juste je sèche les cours. Ça marche bien à l'école pour moi, je suis très bonne élève, alors personne ne me pose de questions. D'autres fois, je raconte des mensonges à maman, je lui dis que je suis restée avec des copines et qu'on est allées au cinéma du quartier. En fait je vais en ville. Dans la journée, ne t'inquiète pas…

— Je ne m'inquiète pas. Mais pourquoi fais-tu ça ?

— Je ne sais pas. Pour être seule, je pense. Pour voir des gens. Je m'assieds à un arrêt de bus, ou à la terrasse d'une cafétéria, et je regarde les gens. Je les observe. Parfois je les suis. Ce n'est pas de la curiosité, c'est comme…

— Comme aller au cinéma.

— C'est ça ! Tu vois que tu me comprends !

— Je ne suis pas sûr, Leti.

— Mais si tu sais. Parce que toi aussi tu le fais. Je t'ai vu.

— …

— La première fois c'était par hasard. Tu sortais d'un immeuble, rue Serrano. Et ça m'a glacée parce que ce n'était pas toi. Mais c'était toi. Une autre fois j'ai voulu aller te voir dans ton appartement, mais je suis restée en bas devant la porte. Tu ne m'as pas vue en sortant. Tu étais comme d'habitude. Je t'ai suivi et, juste avant d'entrer dans un immeuble de bureaux, tu as changé, tu n'étais plus le même.

— Tu sais, Leti, dans le travail souvent on doit…

— Tu avais changé de cheveux, papa. Tu es rentré dans un bar et tu en es sorti avec les cheveux blonds. Après je t'ai perdu, parce que quand tu es un autre tu marches très vite.

— Tu m'espionnes souvent, comme ça, Leti ?

— Non. De temps en temps. C'est comme aller voir le nouveau film d'un réalisateur qui me plaît.

— Je suis content de te plaire.

— Et moi donc. Je ne te pose pas de questions. Je voudrais juste que tu saches que tu n'as pas besoin de jouer au papa conventionnel avec moi, papa. Tu as un secret et je le respecte. Je viens de te raconter le mien. Je peux te parler maintenant.

— D'accord. De quoi veux-tu me parler ?

— Quand je serai grande, je serai médecin.
— Ah.
— Ne prends pas ce ton, papa. Je vais être médecin, papa, mais pas pour faire plaisir à mon prétentieux grand-père ni à ma prétentieuse maman. Pas même pour réaliser le rêve que tu as laissé en plan. Ton rêve. Je vais être médecin, parce que j'en ai envie.
— C'est la meilleure des raisons, Leti.
— J'ai à peu près dix ans pour atteindre mon objectif. Je vais bientôt avoir quinze ans. Si je me débrouille bien, je peux finir mes études à vingt-trois ans. Ou même avant.
— C'est un sacré défi.
— Oui. Il faut juste que je m'organise. Et c'est là que j'arrive à ce que je voulais te dire.
— …
— Le sexe.
— Le sexe ?
— Oui, papa. Ce que tu fais avec Yolanda, et j'imagine aussi avec les filles que je te vois draguer quand tu n'es pas toi et que je t'espionne. Apparemment tu es un bon… C'est moi qui te le dis. Parole de femme.
— Merci. Mais on parlait de toi…
— Oui. De moi. Tu vois, je pensais perdre ma virginité à dix-huit ans, parce que je n'aurais eu de compte à rendre à personne. Et si je tombais enceinte, je pourrais me faire avorter sans avoir besoin de conneries d'autorisation.
— C'est une idée sensée.
— Mais, là, j'ai changé d'idée. Je t'ai dit, donc, que j'allais souvent au cinéma des gens dans la rue. Et j'ai remarqué que les filles, quand elles commencent

à coucher, deviennent folles. Elles confondent l'envie et l'amour, c'est n'importe quoi. Et à dix-huit ans, quand tu commences tes études, c'est un problème. Je suppose que, comme c'est nouveau pour elles, elles perdent la tête.

— Alors…

— Alors j'ai décidé de commencer avant.

— Comment ça avant ?

— Maintenant. Ici. Au camping.

— …

— Ne me regarde pas comme ça. Je sais comment faire, les précautions qu'il faut prendre, ce n'est pas comme à ton époque. Et puis il y a un garçon, Borja, un peu plus vieux que moi, pas de beaucoup. Il a presque seize ans. Ça sera avec lui.

— Je vois que tu as pensé à tout. Que veux-tu que je te dise ?

— Ce que tu en penses.

— Que c'est bien.

— Mais… Tu as peut-être une objection, papa…

— Non. Plutôt une réserve. Le sexe, ce n'est pas une épreuve à passer à l'université de la vie, Leti. Je pense que c'est bien que tu réfléchisses à ça, que tu aies les idées claires. Mais n'oublie pas le désir. N'oublie pas que le sexe sans désir c'est comme un mariage sans amour…

— Comme toi et maman.

— Ne te trompe pas. Ta mère et moi nous sommes beaucoup aimés. Mais il arrive que les gens…

— Maman a dit que tu étais bon au lit.

— Elle t'a dit ça ?

— A moi, non, papa. Si jamais elle apprend que je te l'ai dit, elle courra dépenser la moitié de ta pension avec son psy… Non. Mais je l'ai entendue en parler avec ses amies. Plus d'une fois.

— Mais on ne parle pas de moi, Leti. Je te disais que, dans le sexe, le désir est très important. Et je ne te parle pas de l'amour qui l'est aussi. Mais le sexe sans désir, sans que le corps le demande, c'est de la gymnastique.

— Quelle barbe…

— Non. C'est gratifiant. Mais pas comme un devoir que tu t'infliges, pas comme une date entourée de rouge sur ton calendrier, tu comprends ?

— A peu près.

— Je te propose un contrat. Observe bien ce garçon, regarde au fond de toi. Si c'est sûr que tu veux le faire avec lui, si tu en ressens le besoin, alors vas-y. Sinon, tu peux toujours le faire demain, ou le mois prochain…

— Ça me semble raisonnable. J'y penserai. Mais promets-moi quelque chose.

— Ce que tu veux.

— Si je décide que oui j'en ai envie, que je vais le faire, je voudrais que tu parles à Borja.

— A qui ?

— Au garçon. Il se vante de l'avoir déjà fait, mais j'ai peur que ce ne soient de grosses fanfaronnades et qu'il n'ait aucune idée de rien. Si je me décide, tu veux bien lui expliquer comment on fait, tu veux bien ?

Elle estime le sujet clos et s'éloigne, nue comme un galet soyeux, comme un petit poignard capable de fendre le monde en deux.

De l'autre côté de la piscine, l'inspecteur Arregui feint de me découvrir, me salue de la main et s'approche de moi.

Je lui souris.

Après ce que je viens de passer, affronter son interrogatoire sera un jeu d'enfants.

21

— J'ai une nouvelle qui va vous faire plaisir, monsieur Pérez. Le problème de votre carte de visite a été élucidé. Une bêtise. Je peux m'asseoir ?

— Bien sûr, inspecteur. Alors votre enquête avance…

— C'est une bonne chose, monsieur Pérez.

— Nous pouvons nous appeler par nos prénoms.

— D'accord. Après tout, nous nous sommes retrouvés si souvent autour de cadavres, que nous allons finir par devenir amis, Juan.

— Mes amis m'appellent Juanito.

— Ça ne vous va pas. Mais si vous insistez : Juanito. Je m'appelle José Maria. Mes amis m'appellent Txema.

Je le savais. Nous nous serrons la main comme deux types qui viennent de faire connaissance, moi à poil et un pansement sur l'œil, lui légèrement vêtu, mais des pieds à la tête. Je me méfie du tour que prennent les choses. Ça ne ressemble pas à la méthode Arregui. Je manque de commettre une erreur grossière quand le serveur s'approche de nous et que j'ouvre la bouche pour lui commander sa boisson favorite : un bourbon Four Roses, sec, avec deux glaçons. Je me retiens juste à temps et il le demande.

— Oui, c'est une bonne chose. Je vous avoue que, lorsqu'on m'a dit que le crime avait eu lieu dans un camping naturiste, j'imaginais quelque chose de plus snob ou alors de plus craignos. Mais je vois des gens super à l'aise se balader partout complètement à poil… Et ce paysage, Juan, ce paysage… je me demande si je ne vais pas prendre les quelques jours de vacances que j'ai encore à prendre et venir les passer ici…

— Comment va l'enquête ?

— Bien, bien. Je vous ai dit que le problème de la carte était réglé. Pardonnez-moi, si je vous ai paru un peu lourd. Manies de flic. Après tout, ce n'est pas votre faute si des saloperies d'araignées tueuses se promènent dans le coin.

Je lui demande ou je ne lui demande pas ? L'important c'est qu'il ne me soupçonne pas. Mais un innocent serait curieux de savoir comment sa carte de visite a pu se trouver dans les affaires d'un inconnu retrouvé mort.

— La carte…

— Ah oui ! Ce n'est rien, tout s'explique si on sait chercher. Vous savez pourquoi Morgades avait votre carte ? Parce qu'il travaille dans la même société que vous ! C'est donc normal qu'ayant appris que vous alliez vous retrouver en même temps ici il ait cherché à vous joindre, non ?

— Bien sûr. C'est logique, je réponds sans conviction.

Arregui finit son verre et me regarde d'un air innocent :

— Ce que je ne comprends pas c'est que vous ne le connaissiez pas. D'après les gens de votre boîte, quand nous les avons consultés, il travaille depuis dix ans dans le même département que vous, la division générale des ventes, dont vous êtes vice-président... Etrange, n'est-ce pas ? Evidemment, s'agissant d'une entreprise aussi grande... A propos, je dois aller à Carthagène et je voudrais vous poser une question délicate. Savez-vous s'il y a un sex-shop en ville ?

Bilan provisoire des défections : trois couples d'amants se faisant passer pour des couples mariés et libérés. Pas question d'avoir des ennuis. Et avec la police qui trafique dans le coin et un cadavre, ils ont choisi d'émigrer vers d'autres plages même s'ils doivent rester habillés. D'après le second bulletin de Yolanda, le responsable de la jaquette a obtenu d'Arregui de ne plus parler d'araignées meurtrières batifolant dans le camping tant qu'une information définitive n'émane pas de Barcelone. Et ça peut durer des semaines.

Ce n'est pas bon. Car ça veut dire qu'Arregui ne pense absolument pas à l'éventualité d'une araignée passant fortuitement par là.

Qu'il pense à une araignée à deux pattes. Qu'il pense à moi.

Je branche mon portable. Aucun appel.

Antonio m'a demandé de lui apprendre la lutte. Je lui ai dit une autre fois.

Beltrán m'a invité à prendre un verre au bar.

J'espère qu'il n'a pas l'intention de me demander l'autorisation de se faire mon ex-femme. Avant que nous ayons commencé à discuter, Camilleri vient vers nous avec des nouvelles fraîches. La police a interrogé tout le monde sur les emplois du temps de la nuit, a demandé si on avait vu quelque chose entre quatre et six heures du matin, heure présumée de la mort de la victime.

— Je me pose des questions sur l'inspecteur, le grand. Un malin, ce type, Juan. Un malin. Je sais ce que je dis. Je lui ai répondu que ni vous ni moi n'étions en mesure de voir quoi que ce soit, vu la cuite que nous nous trimballions. Et que nous sommes rentrés vers trois heures, trois heures et demie.

Sans le vouloir Camilleri a balayé les soupçons. Il est mon alibi. Comme je suis celui de Yolanda. Elle est arrivée entre cinq et six heures ce matin. En ce qui me concerne. Mais si on me le demande, je dirai qu'elle a passé la nuit dans ma tente, qu'elle m'y attendait quand le professeur et moi nous nous sommes séparés. Je dois la prévenir. Dois-je la prévenir ? Après tout, si c'était elle… Retour de la paranoïa. Pas Yolanda. Combien de temps vais-je encore me méfier d'elle ?

— Bon, je vous laisse. A plus tard.

Le professeur s'éloigne avec son allure de dandy de bibliothèque, malgré son bermuda flottant trop grand et sa chemise aux couleurs criardes qui étonnerait même Tony.

— Quel homme sympathique, déclare Beltrán. C'est incroyable les relations que tu t'es faites en seulement deux jours ici. Tu sais quoi, Juan ? D'après ce que Leticia m'avait dit sur toi, je t'imaginais plus…

— Con ?

— Mais non, mon vieux. Tu crois qu'elle dit du mal de toi ? Au contraire. Je me demande si elle n'est pas toujours un peu amoureuse. Un peu amoureuse et très très fâchée. Je peux te demander ce que tu lui as fait ? Elle n'en parle jamais...

— J'ai fait une erreur, une bêtise que tu ne commettras jamais, Gaspar. Je n'ai pas su être un héros.

— Parce que tu crois que je suis un héros ? Tu te trompes. J'admets que, quand j'ai commencé à fouiller à droite et à gauche, j'étais très jeune et j'avais foi en beaucoup de grandes et nobles causes, je pensais que la Justice méritait tous les sacrifices. Mais depuis que je suis amoureux de Leticia... ça t'ennuie que je parle de cela ?

— Non.

— Je veux dire que depuis que j'ai imaginé avoir une famille... depuis avant pour être sincère, je vis dans une putain de trouille permanente ! Chaque dimanche je décide de tout laisser tomber, et chaque lundi je me dis que c'est le dernier. Comment crois-tu que Leticia réagirait si j'abandonnais la magistrature ?

— Très mal. Crois-moi. Et son père encore plus mal. Tu as déjà fait la connaissance de son père, non ?

— Un sacré personnage. Un peu démodé et un peu facho à mon goût. Mais surtout ne répète jamais ça devant elle, s'il te plaît...

Peur. Le juge sans peur a peur. Pas seulement des attentats ou des vengeances, peur de ne plus être le juge Beltrán mais de devenir Gasparillo. De rapetisser aux yeux d'une Leticia qui a besoin d'un piédestal pour son homme. Je le lui dis. Il médite. Nous buvons. Je bois trop ces derniers temps.

— Et puis, que ferais-tu, Gaspar, tu irais vivre dans une ville de province et tu ouvrirais un cabinet pour défendre ceux-là mêmes que tu poursuis aujourd'hui ? Je regrette, mais je ne vois pas de solution. Chacun construit son personnage, et puis vient un moment où ce n'est plus un personnage, c'est devenu toi. Et si tu ne quittes pas très vite ce masque, tu te rendras compte que ce que tu essaies d'enlever c'est ton propre visage. C'est douloureux, juge. C'est très douloureux.

Beltrán réfléchit et je respecte son silence. Il me regarde.

— Je crois que tu as raison. Même si tu m'as pourri ma journée et mes projets. Je corrige ce que je t'ai dit tout à l'heure : tu n'es pas comme je l'imaginais, Juan. Quel est ton masque, quel est ton personnage ?

— Ce que tu as devant les yeux, juge. Ce que tu as devant les yeux. Et ne fais pas trop cas de moi. Tu as entendu le professeur : cette nuit, je me suis bien torché et je n'ai pas arrêté de boire depuis ce matin. Chose que seuls peuvent se permettre ceux qui ne seront jamais des héros.

Mais il ne me croit pas vraiment. Je le sais. Possible qu'il ne soit pas non plus ce qu'il paraît être, possible qu'il travaille pour l'Entreprise. D'après le vieux Numéro Trois, il y a des gens très bien là-dedans. Pourquoi pas Beltrán, pourquoi pas Arregui ? Qui sait si ses interrogatoires ne font pas partie du jeu que quelqu'un joue avec moi ? Qui sait si l'un d'entre eux n'est pas l'ail de cette soupe qui épaissit de plus en plus et de laquelle, si je ne me tire pas très vite, je finirai par devenir l'os. Un os sans viande et sans moelle.

Mais non. Il faut avoir quelqu'un en qui croire.

Je croyais dans le vieux Numéro Trois.

Et lui croyait en moi.

Je l'ai tué, mais c'était pour une raison professionnelle et il l'a compris.

Je crois qu'il l'a compris.

Il faut avoir quelqu'un en qui croire. En levant mon verre, je me déclare à moi-même et en silence que je crois dans le juge Beltrán et je crois en l'inspecteur Txema Arregui.

Et je crois en Yolanda. Chacun des trois peut être ma perte.

Mais je crois en eux.

C'est l'heure du repas. Plusieurs tables côte à côte. Une idée de Leticia. On dirait une noce, un pique-nique géant, un anniversaire. Tony et Sofia. Camilleri. Le juge, Leticia et les enfants et trois chaises vides. Deux pour Yolanda, qui arrive toute rougissante, et pour moi. Il reste une chaise. Un invité en retard. Qui arrive enfin. Arregui.

— Tu savais que Txema était un ami de Gaspar ?

Non, mais j'aurais pu m'en douter : le juge incorruptible qui tremble dans le noir, et le policier intellectuel qui se concentre en regardant des films pornos. Le bon côté de la chose c'est que si l'un est innocent, l'autre l'est forcément aussi. Et s'ils sont en train de me tendre un piège, je sais où tirer.

Leticia sourit, chaleureuse. Elle est l'organisatrice de ce banquet. Elle a averti et convoqué les convives, tous ayant, d'une façon ou d'une autre, quelque chose à voir avec moi.

Gage de paix ?

Des excuses pour ses excès de la nuit dernière ?

Ou une plaisanterie cruelle vis-à-vis de Juanito ?

Mais je crains le pire : le gage de paix.

— Pourquoi ne m'as-tu pas dit que tu connaissais Txema, Juan ? Et que Tony était un de tes amis d'enfance ? Il faudra t'y faire, Yolanda : Juan est la distraction faite homme…

Je ris. Un peu. Et fais la réflexion que le monde est un mouchoir de poche.

Arregui me soutient en déclarant que je suis un homme très discret.

— Tu as trouvé ce que tu cherchais à Carthagène, Txema ? je lui demande pour l'embarrasser.

Officiellement je ne suis pas au courant de l'usage qu'il fait des cabines de sex-shops.

— Oui. Il n'y en a pas autant qu'à Madrid, mais ça m'a suffi. A propos, Juanito, j'ai deux nouvelles pour toi. L'une est bonne, et l'autre je ne crois pas tellement…

— On dirait les blagues qui se racontent pendant les séminaires dans mon entreprise…

— Je ne dirais pas que ce sont des blagues.

— Alors, d'abord la bonne.

— L'enquête est close. Pour le moment, en tout cas. Jusqu'à ce qu'on découvre la cause de la mort. Donc, on arrête de vous emmerder avec nos questions et nos uniformes.

— Et l'autre ?

— J'ai pris les vacances qu'on me devait et je vais rester une ou deux semaines par ici, mais à titre personnel. Je vous avais dit que je trouvais cet endroit merveilleux. J'ai loué un bungalow. Il y a une vue splendide.

22

La sieste avec Yolanda est comme une forteresse tiède et ouatée capable d'amortir la moindre peur. Ne rien faire d'autre que vivre nos sensations et rebondir, doucement, pour nous plonger encore et encore l'un dans l'autre, protégés par la nuit artificielle et exclusive que nous offre le bungalow derrière ses épais rideaux. Mais tout a une fin et il faut aller travailler, elle me quitte à reculons, semant un parterre de baisers qu'elle me laisse en cadeau.

— Il y en aura plus ce soir, si tu veux…

— Bien sûr que je veux.

— Je me demande… je te sens soucieux, distant…

— Tout à l'heure tu me sentais lointain ?

— Mais non, idiot. Je te sentais tout à fait proche, tout à fait dedans. Mais quelque chose te préoccupe. C'est le policier ?

— C'est ça. Ça m'ennuie qu'il te regarde trop et que je sois obligé de le tuer.

— Crétin.

Elle s'en va. C'est comme ça le bonheur, c'est banal, simple, fragile.

Dès que la porte se referme derrière elle, les doutes recommencent à me tourner autour et je les chasse à coups de poing. Mes doutes empestent et la seule façon d'en éloigner la puanteur c'est de renifler sur mes doigts l'odeur du sexe de Yolanda. Ils disparaissent et je m'endors presque sans m'en rendre compte.

Je me réveille un petit moment plus tard et je ne veux pas me réveiller. C'est un autre des vices nés de mon entraînement : l'inutilité des montres et autres réveille-matin. Si je ne dois dormir que quinze minutes, je dors quinze minutes. Pas une de plus. Mais je me prélasse dans la sensation du rêve que je viens de faire, dans lequel nous étions Yolanda et moi, et Camilleri qui était mon père comme il devrait l'être s'il vivait aujourd'hui, et il y avait Arregui avec Claudia, sa (notre) fiancée morte, et Antonio qui jouait au foot avec Tony à qui il ne manquait ni l'œil ni la jambe. Par moments, une Leti presque adulte apparaissait un sourire doux aux lèvres et je la comparais, dans le rêve, à sa mère au même âge, aussi belle mais plus naturelle. Nous étions dans une galerie couverte qui donnait sur un grand patio, et, non loin de là, la mer protestait de n'avoir pas été invitée. Il y avait d'autres personnes assises à diverses tables, des personnes sans visages dont les visages me paraissaient connus et dont les bouches sans bouches souriaient en me regardant. Il y avait aussi le vieux Numéro Trois, assis à une table de poker amical, et nous étions lui et moi partenaires pour affronter le couple formé par Camilleri et mon père. Je crois que je demandais au vieux Numéro Trois qui étaient les personnes assises aux autres tables, il haussait les épaules et répondait que *les gens ne disparaissent jamais complètement, ils sont toujours avec toi mais, si tu apprends à les porter sur tes épaules, ils ne te dérangent pas trop.* Je comptais ces personnes sans visages et souriantes, elles étaient quatorze, c'étaient mes morts. Le vieux Trois me demandait de me concentrer sur la partie et me répétait de me servir d'abord de ma tête, puis de mes mains et enfin de mes couilles. Je regardais mes cartes, mais, à la place des figures classiques, il y avait des miroirs reflétant ma tête dans ses différents travestissements. Puis ces images s'évanouissaient jusqu'à ce que sur quelques cartes ne reste plus que le visage de Juanito et sur d'autres celui du nouveau Numéro Trois.

— Allez, fiston, fais ta mise, disait le vieux. Et j'étais sûr que si j'avais la réponse je saurais quoi faire pour gagner la partie, une idée qui arrivait en roulant du fin fond de mon cerveau, et, tandis qu'elle était sur le point de passer le seuil de ma conscience, je me souvenais de quelque chose, je me tournais vers les gens sans visages et recommençais à les compter, ils étaient quatorze, ce n'était pas possible, je les recomptais, ils étaient quinze et le dernier avait la tête du vieux Numéro Trois. Je me suis réveillé.

Le truc des doigts parfumés ne marche plus.

Je me lève et je sors sous un soleil accusateur qui brûle les peaux et les plantes. Je cherche les enfants, égoïstement je l'admets, il est probable qu'auprès d'eux j'arrêterai de faire la liste de mes éventuels ennemis, de mes bourreaux en puissance. Il est évident que je suis la cible à atteindre. Il est possible que Beltrán ou Tony soient des objectifs secondaires, mais tout indique que je suis dans la ligne d'une mire télescopique bien calibrée. Et bien que je ne sache pas encore lequel de mes chers suspects sera l'exécuteur, il n'y a pas de doute : derrière il y a l'Entreprise, mon entreprise, l'Entreprise quelle qu'elle soit.

Ce que je ne comprends pas c'est pourquoi.

Je retrouve mes enfants discutant à côté de la piscine et qui pour une fois ne sont pas en train de se disputer. Ils se taisent en me voyant arriver et je comprends qu'ils parlent de moi. Nous bavardons de choses et d'autres, je veux leur éviter la gêne de se sentir découverts. Je jurerais qu'Antonio n'a pas raconté à sa sœur la scène des douches, ni Leti notre conversation sur son initiation sexuelle. Je crois que, plus qu'échanger des anecdotes sur la transformation de leur père, ils parlaient de leur surprise de découvrir que Juanito, après tout, n'était pas ce M. Rien-du-tout décrit par leur mère. Et que ça leur plaît. Nous jouons tous les trois dans l'eau et, alors que nous nous reposons en flottant accrochés au bord de la piscine, Leti me demande si nous pourrions faire un voyage, n'importe où, à Noël. Tous les trois.

— C'est comme si c'était fait, je promets sans savoir si je serai encore vivant à ce moment-là. Le contrat est le suivant : Antonio et toi, vous choisissez la destination, en vous mettant d'accord et je m'occupe des réservations.

— N'importe où ? demande mon fils.

— N'importe où.

Leti se perd en cherchant dans la forme des nuages la carte de ce voyage fabuleux et Antonio me demande comment était leur grand-père, mon père.

— Un homme bon, je réponds. Il avait un sourire capable de calmer la mer et des bras forts.

— Il te manque, papa ? demande Leti.
— Depuis que j'ai sept ans, ma fille.

Antonio se défait de toute pudeur et me serre dans ses bras :

— Nous, on a de la chance. On t'a encore.

— C'est vrai, dit Leti et elle se joint à cette embrassade humide.

— Mais c'est quoi, ça, une *telenovela* venézuélienne ? je crie en feignant la fureur et en les soulevant à bras-le-corps pour les jeter au milieu de la piscine. Commence alors une bataille aquatique dans laquelle je me laisse vaincre, pour ne pas penser à la signification de ce petit moment ni à la phrase d'Antonio.

On t'a encore.

Encore.

J'ignore si mon simulacre de sommeil dans la chaise longue convainc les enfants, mais en tout cas ils décident de me laisser seul à mon assoupissement pendant qu'ils discutent pays et villes pour ce voyage de Noël qu'ils savourent par avance. Je me dis que je vais les encourager à choisir leur destination aujourd'hui même. Je pourrais tout régler le plus tôt possible afin qu'ils puissent faire ce voyage sans moi, si jamais je ne sortais pas vivant de ce piège naturiste.

Mon père. C'est curieux qu'ils m'aient demandé de leur parler de lui. Je ne parle jamais de mon père. A la maison c'était interdit, sans note de service ni règlement, mais c'était interdit. Ma mère ne mentionnait jamais son nom et se référait à son défunt mari en disant *il*, les rares fois où elle en parlait, comme si, en ne citant pas son nom, elle lui niait aussi le fait d'avoir existé. Comme si s'appeler Osvaldo Pérez suffisait pour subir les persécutions d'un régime décadent auquel il n'avait pourtant jamais tenu tête, bien que la participation à une grève lui eût valu de passer deux jours dans un cachot du franquisme moribond et – disait-on – d'avoir reçu quelques coups de poing, avant qu'on ne le lâche dans la rue où un autobus en fuite vers une Espagne qui rêvait de modernité européenne ne l'écrase sans drame ni sang. Car *il*, comme ne l'évoquait presque jamais ma mère, *vivait tout le temps la tête dans les nuages au lieu de faire les choses comme il aurait dû.*

Osvaldo.

C'est curieux que je me souvienne maintenant, sans jamais l'avoir oublié, que c'est mon deuxième prénom. Je ne sais pas si je lui ressemble. Quand ma mère est morte et que j'ai vidé la maison pour la mettre en vente, j'ai trouvé dans le fond de son armoire une boîte en fer-blanc renfermant une poignée de photos jaunies. Sur l'une d'elles on voit un Osvaldo jeune, le sourire confiant protégé par la moustache en vogue à cette époque, les manches de la chemise retroussées jusqu'à la moitié des biceps, et accrochée à son bras droit, le regardant amoureusement, une jeune fille que la vie userait jusqu'à en faire ma mère.

Je n'ai qu'un seul souvenir de lui, je crois qu'il était peu à la maison car il passait son temps à parcourir le pays à la recherche d'un travail honorable ou d'un rêve qui ne tournerait pas court. Mais cet été-là, en Galice, oui, il était là. Et il y avait l'automobile, une machine rutilante qui prouvait qu'enfin

Osvaldo commençait à réussir dans la vie. Dans cette voiture, dont même la couleur a disparu de ma mémoire mais dont je garde encore dans les narines l'odeur de neuf, d'acier luisant, nous roulâmes sur des chemins dominant la mer, défiant les précipices, et je sentais que papa pouvait s'envoler, traverser le ciel, il suffisait de le lui proposer. Je me souviens que je m'étais endormi et qu'à mon réveil nous étions au bord de la mer. Nous déjeunâmes et maman riait très fort et moi je me sentais un explorateur et un voyageur, prêt à escalader une montagne pour y planter mon drapeau imaginaire. Ils s'embrassaient, maman riait différemment et je profitai de leur inattention pour grimper sur la falaise et m'engager dans un sentier accessible aux seuls Osvaldos audacieux et téméraires. Je ne voyais plus mes parents, mais j'apercevais, en contrebas, la mer qui frappait furieusement les rochers, fabriquant de l'écume avec une régularité hypnotique. La falaise surplombait le vide, je me penchai pour voir ce qu'il y avait en bas, peut-être une grotte renfermant un trésor, un refuge de pirates poursuivis par les frégates de la reine ou l'entrée d'un palais secret caché sous la terre.

Je tombai. Comme une pierre de cinq ans.

La mer démontée joua avec moi comme avec une algue insignifiante, prête à me fracasser sur les rochers ou à m'entraîner pour toujours dans ses profondeurs. Et je sus que j'allais mourir, parce que la mer est immense, sans fin et que personne ne pouvait me sauver. Je sombrai. Je fermai les yeux et cessai de lutter cependant que les courants me bringuebalaient et m'emmenaient vers le fond. Un courant plus puissant que les autres me jeta sur le côté et me souleva. J'ouvris les yeux et en sortant ma tête de l'eau je vis que ce courant était les bras de mon père, qui souriait pour me rassurer tout en nageant vers la plage. De temps en temps il s'arrêtait de nager pour me sourire et me dire que tout allait bien, que je ne devais pas avoir peur. Et je n'avais pas peur, car à ce moment-là je compris que mon père était plus grand et plus fort que la mer.

L'avantage de l'entraînement, c'est qu'on développe des réflexes qui nous sauvent très souvent la vie. Mais l'inconvénient est que ces réflexes ne sont que ça : des impulsions conditionnées par l'habitude, qu'on ne décide pas, qu'on ne contrôle pas, qui se déclenchent seules et se déchaînent face à des situations données.

Le vieux Trois aimait bien mettre mes réflexes à l'épreuve. Et souvent, lorsque nous partagions une mission de surveillance précédant la remise d'un colis, à un moment de la nuit, il me mettait le canon de son automatique dans la bouche pour me réveiller après. En vérité, il ne réussit son petit numéro que les deux premières fois. A partir de là, avant même qu'il ne sorte son arme de dessous son oreiller, je lui demandais encore dans mes rêves :

— Dans quelle couille veux-tu que je tire ?

Et je pointais mon pistolet sur lui.

— Quel enfoiré tu fais, mon gars. Tu ne dors jamais ?

— Maintenant je dors, je lui répondais.

Bien qu'elle ait essayé, Leticia n'est pas aussi discrète que le vieux Trois. Si bien qu'elle se trouve, avant même que j'aie ouvert les yeux, avec mon portable poignard prêt à cracher sa lame sur la base de son cou.

— Bon Dieu, qu'est-ce qui te prend, Juan ? Tu veux me poignarder avec ton portable ?

— Excuse-moi, je dormais...

— C'est bon. En parlant de portable, tiens. Gaspar veut te dire je ne sais pas quoi. Je me demande ce que vous trafiquez tous les deux...

Et elle s'éloigne, vexée par ce qu'elle croit être une complicité entre son homme d'avant et son homme de maintenant. Mais c'est du théâtre. Je la connais suffisamment pour savoir qu'elle est ravie.

— Juan ? dit la voix du juge.

— Oui.

— Excuse-moi de te déranger, mais il faut qu'on se voie. Ce soir. A Carthagène. Je n'ai pas le temps de t'expliquer maintenant, mais c'est important. Tu as de quoi écrire ?

Je lui dis que oui. Mais c'est inutile. La mémorisation fait partie de mon entraînement. Il me dicte le nom et l'adresse d'un bar à Carthagène.

— Viens seul, s'il te plaît, dit-il en raccrochant.

Je m'allonge à nouveau dans ma chaise longue et je vois que des nuages gris et lourds arrivent de la mer et envahissent le ciel.

Bientôt le temps sera couvert et orageux.

Comme mon esprit.

Je sais maintenant qui est chargé de me conduire à l'abattoir.

Le fiancé de ma femme.

Le futur beau-père de mes enfants.

Donner un rendez-vous à un type dans un bar ou un lieu public pour déjouer sa méfiance. Le laisser attendre un bon moment, pour qu'il boive, et téléphoner pour avertir qu'on ne pourra pas venir. Le type sort dans la rue, en pleine nuit, là où l'attendent ses bourreaux. Il est recommandé d'utiliser un silencieux si on est à une courte distance, ou un poignard si l'on prétend faire passer l'exécution pour une attaque à main armée.

Procédure 39 A de notre manuel.

Il s'agit d'un piège évidemment.

Et évidemment je vais aller au rendez-vous.

23

Il pleut. Comme si le ciel voulait laver quelque chose. Quelque chose de si sale que seul un déluge d'été pourrait débarrasser de sa crasse. Il pleut et je crois que ça vaut mieux. La visibilité réduite équilibre les forces. Si tant est qu'il m'en reste.

D'après le manuel, un 39 A n'est pas une procédure qui puisse s'improviser et elle ne s'utilise que dans des lieux inspectés auparavant. En fait, l'Entreprise dispose d'une liste interminable d'endroits où il est possible de mettre un 39 A en pratique. Dans toutes les villes du pays, il me semble. Et dans quelques-unes à l'étranger. Le vieux Trois me disait souvent :

— Tu vois ces bataillons de Japonais avec leurs appareils photo dans tous les coins de la planète, photographiant jusqu'aux poils du cul d'une fourmi à Rome, Buenos Aires ou Budapest ? Ils ne le savent pas, mais ils travaillent aussi pour l'Entreprise…

J'ai toujours pensé que c'était une boutade, mais avec le vieux Numéro Trois on ne pouvait pas savoir. Avec l'Entreprise non plus.

Pour le 39 A, il est recommandé d'arriver trente minutes avant l'heure du rendez-vous avec la victime.

Moi j'arrivais toujours une heure avant.

Et aujourd'hui j'arrive avec deux heures d'avance, après avoir étudié sur un plan de Carthagène tous les accès possibles au bar, toutes les possibilités de fuite, si je réussis à m'enfuir. Peu après avoir quitté le camping, j'ai repéré la voiture qui me suivait à une distance suffisante pour s'assurer que je me dirigeais bien vers le guet-apens et prévenir ceux qui m'attendaient sur le lieu de l'embuscade. Ça fait partie de la procédure.

Ce temps mort préalable est peut-être mon seul atout. Avec la pluie. J'ai toujours bien visé sous la pluie, même si ma cigarette ne résistait pas aux assauts des gouttes furibondes et que le vieux Trois rigolait de mon allure *de poulet mouillé, un putain de poulet tueur, mais mouillé.*

Il me manque.

J'aurais voulu ne pas l'avoir tué.

Je crois que je l'ai fait pour respecter ses préceptes, plus que pour obéir à un ordre ou grimper des échelons au sein de l'Entreprise. Il aurait su quoi faire une nuit pluvieuse comme celle-ci, devant le néon blême d'un bar des alentours de Carthagène qui répète entre des étincelles bleues son message prémonitoire : *The End.*

Je n'ai pas vu Yolanda avant de quitter le camping. Je ne l'ai pas cherchée non plus. J'ai préféré venir avec tous mes doutes parce qu'ils me tiennent en alerte. La méfiance, si elle n'est pas paranoïaque, aide à anticiper, à voir mieux. Et en cette nuit de *The End* je n'ai qu'un œil en état de fonctionnement.

La certitude de l'implication du juge Beltrán ne disculpe pas Yolanda. Ils pourraient tous les deux appartenir à l'Entreprise. Je jurerais que Sofia elle aussi nage dans cette mauvaise tambouille. Et Sven. Ils ne sont probablement que des pions, des petits soldats de plomb disposés en deuxième ligne pour tirer sur l'objectif si les officiers le manquaient. Pour Beltrán c'est clair, me dis-je. En ce qui concerne Yolanda, c'est une possibilité. Mais j'ai assez à faire d'affronter une armée de l'ombre avec un seul œil valide et un paquet de doutes, pour m'interroger en plus sur la débilité d'un coup de foudre qui, sous ce déluge, me semble une farce d'opérette.

Ma vie n'est peut-être qu'une petite comédie policière, un film de série B qu'on ne diffuserait même pas dans les émissions matinales d'une télé provinciale, entre une publicité pour un appareil à allonger le pénis ou pour un robot de cuisine permettant à la maîtresse de maison de vivre comme les femmes en papier glacé des magazines, lovée dans un canapé italien une coupe de champagne à la main. Peut-être que le jeu que j'ai mené toutes ces années, les années de ma vie, avec ma culpabilité, va-t-il se terminer ce soir dans une ruelle comme celle qui longe le côté droit de *The End*. Et si, plutôt que d'expier pour l'œil et la jambe de Tony, trophées témoins de mon incompétence quand le tir que j'exécute est important pour moi, je n'avais fait qu'éviter la seule question que je suis incapable d'affronter :

Qui suis-je ?

Qui suis-je sous cette pluie de l'été murcien, qui pourrait aussi bien inonder définitivement tout le littoral, que s'arrêter aussi soudainement qu'elle a commencé ?

L'efficace tueur sans états d'âme, le meilleur disciple du vieux Trois ?

Le Juanito Pérez Pérez qui rêve encore que son père va venir le sortir du puits où il est en train de se noyer ?

Le capitaine d'un vaisseau pirate qui n'a jamais appareillé ?

Le naïf amoureux de Yolanda, l'homme au bord de la quarantaine qui rêve qu'un jeune corps réveille en lui l'envie de vivre qu'il n'a jamais connue ?

Les balles ont la réponse, moi non.

Je n'arrive pas à y réfléchir, il pleut trop fort. Mais le vieux Numéro Trois vient à mon secours, improbable ombre paternelle. Et c'est comme s'il m'avait murmuré à l'oreille la réponse, une réponse à son image :

— Je suis un homme qui a besoin d'un verre, je me répète à haute voix.

Et je descends de la voiture. Et j'y abandonne toutes les précautions et les plans destinés à me sauver d'un piège incontournable.

Et je traverse la rue tranquillement, sous la pluie.

Et je pénètre dans la gueule rouge de *The End.*

Vingt minutes et deux verres se sont écoulés. Suffisamment de temps et d'alcool pour éloigner les spectres. A sa façon, mon vieux maître était un sage. Je suivrai son conseil : d'abord je me servirai de ma tête. Puis, si ça ne suffit pas, de mes mains. Et, si rien de ça ne marche, de mes couilles.

J'aurais voulu ne pas l'avoir tué.

Les faits :

Le rendez-vous avec le juge, toute l'apparence d'un 39 A. Mais aussi, et ce n'est pas insensé, une rencontre avec l'ex-mari de la femme dont Beltrán est amoureux, pour mieux nous connaître, après un premier contact qui a suscité une sympathie immédiate et mutuelle. Mais il a dit que c'était *important*. Presque comme s'il avait dit *grave*. Peut-être s'est-il décidé à demander Leticia en mariage. Et ça c'est grave, je veux dire important.

Les faits :

Admettons que ce soit un piège. L'Entreprise aurait choisi un stratagème moins évident pour moi qu'un 39 A. On ne prévient jamais la victime de ce qui va lui arriver : un cerf, après tout, possède une ramure et charge s'il se trouve acculé. Et je suis un peu plus qu'un cerf. Ça aussi, ils le savent.

Les faits :

S'ils veulent me tuer, ils n'ont pas besoin de toute une armada de numéros, bien que cette pensée me flatte. Je demande un troisième Four Roses avec deux glaçons. Tout ça me paraît encore une sorte de jeu du chat et de la souris, dans lequel ils cherchent quelque chose de plus que ma vie. Mais il n'y a rien à trouver. Que je sache.

Les faits :

La serveuse a enfilé par erreur le tee-shirt de sa petite sœur de dix ans et évidemment elle n'a pas pu rentrer dans le soutien-gorge de la gamine, aussi ne porte-t-elle rien sous le bout de tissu qui moule fermement ses fermes nichons. Le tout n'est pas mal, mais Yolanda aurait été parfaite dedans, Yolanda sous la pluie, nue et à plat ventre, que je couvrirais de mon corps pour la protéger de toutes les averses de l'été, Yolanda et ses soupirs, ses regards trop vrais pour être des simulacres, mais aussi Yolanda et l'éclat de ses pupilles qui par moments s'éteignent, je l'ai toujours su depuis qu'a commencé ce bref amour toujours et que j'ai choisi de la croire, ce qui est une forme d'amour, et que, plutôt qu'analyser ce qui ne collait pas, je me suis consacré à l'étude de l'orographie changeante de ses mamelons.

Les faits :

Je suis saoul. Mais plus calme.

C'est tellement grossier de m'attirer *moi* dans un 39 A, qu'il ne s'agit sans doute de rien d'autre que de ce qu'il paraît : un rendez-vous avec Beltrán, inquiet de la réaction de Leticia s'il cessait d'être un héros justicier et qu'il devienne un mari normal. Sûr que la voiture que j'ai vue me suivre depuis la sortie du camping doit être celle d'un nudiste retourné aux vêtements et à la routine. Quant au coup de l'immatriculation de la voiture de mon ex-femme, ça doit être une simple erreur de transcription. Comme l'accident de Numéro Treize n'est qu'une maladresse de ce stupide mastodonte qui s'est inoculé, seul et saoul, le venin d'une araignée qui n'existe pas.

La présence de Tony n'est qu'une coïncidence, et la violence assassine du coup que m'a envoyé Sofia n'a d'autre raison que l'incroyable méchanceté d'une petite pute aux seins gonflés par la grâce d'un bistouri. C'est évident. Je bois à mes conclusions et je demande un autre verre. L'heure du rendez-vous approche, le juge Gaspar Beltrán va entrer par la porte de *The End*, humilié d'avoir à demander à son prédécesseur les clés pour comprendre sa future femme. Nous boirons ensemble, je le rassurerai et nous rentrerons au camping en dessinant des arabesques sur la route de la côte.

De plus, Beltrán n'a pas le numéro de mon portable dague. Celui de Juanito est resté dans ma tente, il lui est impossible de m'appeler pour s'excuser de ne pouvoir venir et m'envoyer ainsi à la rue, à la pluie et à mes bourreaux embusqués. J'ai été idiot, ce boulot commence à m'affecter. Heureusement que j'ai décidé d'arrêter. Même si je ne sais pas encore comment. Ça vaudrait peut-être la peine d'en parler avec Beltrán. Plus tard. Je ne sais pas grand-chose de l'Entreprise, mais suffisamment pour que la star des juges espagnols, le courageux et perspicace Gaspar Beltrán, se retire couvert de gloire après avoir réussi une opération brillantissime, de celles qui font les titres des quotidiens pendant des mois et rendent les témoins intouchables. Je vais faire comme ça. Mais j'imposerai à Beltrán une condition non négociable pour lui servir sur un plateau d'argent son plus grand succès : donner à l'enquête le nom que j'ai déjà choisi, opération *Pirate*.

La serveuse s'approche et s'incline au-dessus du comptoir, m'offrant le spectacle de ses seins ronds et dorés comme des fruits mûrs. Je suis sur le point de lui dire que non merci, je me suis gavé pendant la sieste et qu'elle réserve ses délices à quelqu'un qui n'a pas de Yolanda dans sa vie.

Mais elle me demande si je suis Juan Pérez Pérez, et, quand je lui réponds que oui, elle me tend un téléphone sans fil et s'en va.

Dans l'écouteur, la voix de Gaspar Beltrán s'excuse de ne pas pouvoir venir, sa voiture a fait une embardée à mi-chemin et une grue essaie en ce moment de la sortir du fossé. Il s'excuse encore une fois et me demande de ne rien dire à Leticia de l'accident, pour ne pas l'inquiéter. Je le rassure et raccroche après avoir dit au revoir. Je paie et laisse un pourboire démesuré.

Dehors il ne pleut plus depuis un moment, mais quelque chose dans l'air dit que la tempête n'a pas encore lâché sa dernière averse, le bombardement d'eau final qui résonnera sur les toits des voitures et étouffera les quelques bruits de la lutte qui se prépare. Au lieu d'aller vers ma voiture, trop prévisible, je me dirige vers le coin de la rue. Là, quelqu'un sera posté pour me couper la route et me faire reculer jusqu'à la ruelle où m'attend le tueur chargé du 39 A. Celui du coin n'a qu'un rôle dissuasif, c'est le moins dangereux, et, si je fais vite, je peux arriver à la rue principale avant que mon bourreau ne m'atteigne dans le dos. En m'approchant je distingue une silhouette jaune déformée par un imperméable à capuche. Je fais une rapide estimation de la taille du type et je sais que je pourrais le faire tomber, courir jusqu'à la rue et affronter le tueur de face sous la lumière des lampadaires et celle des quelques voitures qui passent ; je pourrais peut-être fuir avant, mais je ne sais pas où. Le bourbon et la colère peuvent plus que l'expérience et je veux savoir, même si je dois perdre la vie. Je reviens sur mes pas et cours vers la ruelle, vers la vérité. Il n'y a plus rien d'autre à faire que me jeter dans la gueule du loup et voir sa tête avant qu'il ne me dévore ou que j'aie le temps de la lui casser.

Je veux savoir lequel de mes nouveaux ou de mes vieux amis est chargé de me tuer.

De derrière une fourgonnette noire se détache une silhouette aux épaules larges, qui se jette sur moi les poings en avant en hurlant ce qui me semble un cri de guerre et pas d'exécution.

C'est l'inspecteur Arregui.

24

Je me sers d'abord de ma tête. Je calcule la trajectoire de l'imposante droite qui vise ma mâchoire, je me détourne juste ce qu'il faut pour éviter l'impact et voir venir l'attaque de l'imperméable jaune depuis le coin de la rue. Si je survis, j'écrirai un rapport sur l'inconvénient de s'habiller avec des vêtements aux couleurs criardes pour un 39 A. En plus d'attirer l'attention, c'est vulgaire. Le coup d'Arregui passe à un centimètre et il découvre un flanc plus que vulnérable, de ceux qui avec un seul coup bien porté peuvent laisser l'adversaire hors combat, voire mort. Je ne frappe pas, je profite seulement de son élan pour le laisser me dépasser et l'obliger à revenir. Pourquoi ? Je ne sais pas. Peut-être parce que la violence de son attaque n'entre pas dans les critères d'efficacité de l'Entreprise et que lorsqu'il s'est jeté sur moi il a crié quelque chose que je n'ai pas réussi à comprendre. Ou parce que j'ai vu que ses yeux étaient noyés de larmes alcoolisées, ce qui ne colle pas avec une procédure 39 A. Peut-être n'étaient-ce pas des larmes mais les gouttes de cette pluie qui martèle l'asphalte comme Arregui martèle maintenant mon bras de son poing puissant. C'est sûr qu'utiliser ma tête n'est pas mon truc ce soir, avec tous les verres et tous les doutes qui la remplissent. Je me souviens du deuxième paramètre du vieux Numéro Trois et je me sers de mes mains. Peu d'adversaires auraient supporté le gauche que je viens de lui envoyer dans la gueule sans tomber raide mais peut-être que mon œil en moins m'enlève de la précision, ou sa rage, dont je ne puis plus douter, lui prête une résistance extraordinaire. Il y a quelque chose qui ne colle pas dans tout ça, il n'essaie pas de gagner du temps pour laisser au plouc à l'imperméable jaune celui d'arriver, il ne cherche qu'à me cogner et à me cogner, ignorant mes coups qui l'atteignent au visage, sur les bras, au plexus. Une pause pour consolider nos positions, un face-à-face d'animaux mâles en rut qui se jaugent me permet de voir qu'Imperméable Jaune est toujours là, à cinq ou six mètres, saloperie d'œil qui ne voit rien alors que j'en ai tellement besoin, si au moins j'avais le bandeau en cuir, l'autre est toujours là comme s'il cherchait seulement à nous observer, bien que le ballet sautillant de ses jambes parle d'hésitations et d'élans contenus à grand-peine. Une information intéressante, une hésitation dont Arregui se sert pour connecter sa droite à ma pommette, j'ai cru que son coup allait atteindre mon œil valide, un truc de boxeur, et je me rappelle que l'inspecteur a été plusieurs fois champion de sa corporation, presque toujours par K.-O. Un truc de boxeur, mais que la noblesse qui caractérise les bons a fait dévier au dernier moment. Arregui ne veut pas me tuer, bien que ça puisse arriver si je n'arrête pas de gamberger et qu'il continue de me démolir le corps à coups de gnons.

Je dois arrêter de me servir de ma tête.

Et de mes mains, bien que tous les deux nous ayons les jointures écorchées de tant de coups.

C'est le moment, dirait le vieux Numéro Trois, de se servir de ses couilles.

C'est ce que je fais. Et c'est ce qu'il fait, pendant qu'Imperméable Jaune continue d'observer, depuis une distance inutile, le trémoussement de ses jambes qui retenaient un bond. J'irais jusqu'à penser qu'il assiste au spectacle de cet affrontement de poings et de rage avec un certain étonnement intéressé. Il a même allumé une cigarette que j'envie à peine, parce qu'il me faut éviter un autre coup d'Arregui et le rendre, si bien que la flamme du briquet encadré par le capuchon jaune n'a que le temps de m'offrir la vision fugace d'un visage, qui arrive en même temps que l'explosion d'un coup de poing sur ma tempe gauche. J'essaie de retenir l'image entrevue, mais je n'y arrive pas, parce que quelque chose de plus important que lutter pour ma vie m'obsède. Savoir. Savoir ce que veut Arregui, savoir quel est le mot qu'il n'a pas arrêté de crier, comme si du souffle de ces syllabes venait la force de ses coups, savoir la raison de ce combat sous la pluie, qui n'est définitivement pas un 39 A, mais quelque chose qui ne se trouve pas dans le manuel à l'usage des tueurs efficaces. Parce que les tueurs efficaces ne pleurent pas. Que ce ne sont pas des gouttes de pluie qui coulent des yeux déjà pochés d'Arregui, et que le mot qu'il murmure entre ses lèvres fendues est un nom de femme. D'une femme que nous avons aimée tous les deux.

Je profite de la faiblesse momentanée de l'inspecteur, ce n'est pas que je déborde moi-même de forces, mais, au lieu de lui assener le coup de grâce, je l'enlace comme dans un *clinch* de lutteurs fatigués, pour lui donner le temps de répéter le nom de Claudia, et lui dire la bouche pleine de sang :

— Je n'ai rien à voir avec ça, Txema. Rien à voir.

Il marque un arrêt et demande :

— C'est vrai ?

Tout ça est si absurde, maintenant qu'Imperméable Jaune a disparu et que notre assaut de mâles en furie a trouvé une explication que nous seuls pouvons comprendre, que je lève mes mains dans un geste de paix comme quand nous étions gamins, et lui dis :

— Je te le jure sur la tête de mes enfants.

Nous récupérons notre souffle, enlacés comme deux arbres ayant survécu à un ouragan, mais qui craignent de s'effondrer à la prochaine brise. Alors Arregui me dit en crachant du sang :

— On a besoin d'un verre. Je t'invite.

La serveuse aux seins de diamant nous regarde entrer, effarée, et cherche des yeux le téléphone, mais Arregui, levant avec peine son bras fatigué, lui montre sa carte. Nous demandons deux Four Roses et nous sourions comme nous pouvons de la coïncidence, bien que je sache depuis longtemps que la boisson favorite d'Arregui est la même que la mienne. Cela figurait dans les rapports que j'ai rédigés pour ma sécurité quand j'ai assuré sa filature, il y a des années, comme dans ceux envoyés par le détective privé. Des choses d'un autre temps. Du temps où Claudia l'avait abandonné parce qu'il ne voulait pas quitter la police, du temps où je l'avais courtisée pour en savoir plus sur Arregui.

— Tu n'es pas convaincant comme visiteur médical élégant et gentillet, me dit-il après quelques gorgées.

— Toi non plus comme flic de base.

J'avais laissé ma tête de Juanito dans la ruelle. Elle ne me servirait à rien ce soir. Il se pouvait que ma tête de maintenant soit un catalogue de bleus et de bosses, mais c'était la mienne.

Il lève son verre et nous trinquons. Nous sommes un peu honteux de notre stupide bagarre de collégiens.

— Pourquoi ? je demande.

— Parce qu'il y a trop longtemps que je veux savoir, Juan. Parce que tu n'es pas ce que tu parais, même si je ne sais pas encore qui tu es vraiment. Et parce que tu as été avec Claudia les derniers jours de sa vie. Je croyais que tu...

— Imagine que je ne puisse répondre qu'à une seule de tes questions. Laquelle ?

— Claudia. Je veux savoir pour Claudia.

— Moi aussi j'ai souffert de sa mort, Txema, beaucoup, mais je n'y suis pour rien. Tu en sais suffisamment pour faire la différence entre un coup monté et une connerie de vol à main armé par deux junkies en manque. Claudia a sûrement résisté...

— Evidemment. Elle était menue...

Je lève mon verre dans un hommage muet qu'il accepte. Maintenant je sais qu'il n'a rien à voir avec l'Entreprise, qu'il m'a suivi dans l'intention de m'arracher à coups de poing une vérité que je ne peux lui donner. Les archives du psychologue qu'Arregui a consulté au cours du semestre qui a suivi la mort de sa fiancée (tant de secrets professionnels et si peu d'alarmes dans ces cabinets de médecins) démontraient qu'il se sentait responsable de la mort de Claudia, pour n'avoir pas été à ses côtés ce jour-là et ne pas être allé la voir plus tôt pour lui dire qu'il allait quitter la police comme Claudia l'exigeait. Je le comprends. Moi aussi, j'ai étouffé pendant ces années la culpabilité qui me hantait de n'avoir pas été là, une absence qui lui a coûté la vie et a gâché celle de deux hommes.

— Elle parlait de toi, je murmure. Tout le temps, elle parlait de toi.

— Au lit aussi ?

— Tu y tiens ?

— Non. Mais j'aimerais savoir si… Tu me comprends, je sais qu'il y a eu quelque chose entre vous, quelque chose de bref, puisqu'ils l'ont tuée, et que je n'étais pas là et toi non plus… mais…

La fumée de ma cigarette me brûle l'intérieur de la bouche et la serveuse aux nichons à l'épreuve des balles nous regarde avec un intérêt certain et quelque chose comme les prémices d'un sentiment maternel.

— C'était une sacrée tigresse, dit Arregui.

— Une panthère.

— Tu as raison, Juan : une panthère. Mais quand elle dormait elle avait l'air d'un chaton sans défense, je la regardais et je sentais que j'aurais tué pour protéger cette tendresse.

Je ne réponds pas, c'est inutile. Nous fumons en silence et les volutes dessinent devant nous les courbes de Claudia. Pas seulement celles de son corps, mais celles de son sourire, de ses doigts, de ses brèves et douloureuses fugues.

— J'étais avec elle le jour avant qu'ils ne la tuent, Txema.

— Je sais. Ce n'était pas le jour, mais la nuit d'avant. Mais comme tu dis, ce n'est pas ça l'important.

— L'important c'est que cette nuit-là elle m'a dit qu'elle ne voulait pas me tromper ni continuer à m'utiliser, que même si tu étais un connard têtu et un putain de flic qui croyait dans la justice plus que la vraie Justice, elle était toujours amoureuse de toi et qu'elle retournerait auprès de toi.

— C'est vrai ?

Arregui me serre le bras si fort que je remercie le ciel que le combat soit derrière nous. Je le regarde dans les yeux et je le laisse fouiller dans les miens pendant quelques secondes, tandis que la serveuse aux nichons de silex pense que, après tout, nous sommes peut-être un couple d'homos vieillissants et dissimulés qui nous réconcilions après une dispute.

— C'est vrai.

Arregui soupire et pleure un peu, un peu seulement, mais j'imagine que ce sont les pleurs qui lui restent, ceux qu'il gardait pour pleurer la vérité. Il me remercie et, seulement après un moment, dit qu'il ne sait pas ce que je fais, qu'il ne veut pas le savoir. Pour le moment. Mais il faut que j'arrête. Comme Claudia l'avait compris, il est un policier même malgré lui, et tant d'araignées mortelles autour de moi le remettront sur ma trace un jour ou l'autre.

Je n'admets rien, je ne nie rien. Je propose une autre tournée et nous buvons en silence.

Quand nous sortons, le ciel est dégagé, comme si la pluie de tout à l'heure n'avait été qu'un rêve et l'eau sur l'asphalte l'œuvre d'un arroseur enthousiaste.

Avant de nous séparer pour monter dans nos voitures, Arregui me tend la main, les yeux lavés de toute question sur Claudia, bien qu'il garde en réserve celles qu'il se pose sur moi.

— Merci Juan. Maintenant je sais pourquoi tu lui plaisais.

— Et moi pourquoi elle était folle de toi, Txema.

Il file devant et je le suis sagement sur la route du retour au camping.

Je ne sais toujours pas pourquoi.

Je sais seulement que ce n'était pas pour écarter les soupçons d'un policier tenace et dangereux.

C'est vrai que Claudia a été assassinée par deux imbéciles et que je n'ai rien à voir avec sa mort.

Mais c'est vrai aussi que pendant cette dernière nuit avec Claudia je lui avais tout raconté sur mon travail. Je lui avais dit que, si elle voulait partir avec moi, je quitterais tout et que nous irions nous perdre dans un quelconque endroit isolé. Elle m'avait répondu que oui, que Txema avait quitté sa vie pour toujours. Qu'elle m'aimait. Que nous recommencerions tout. Ensemble. Loin. Le jour suivant des imbéciles l'avaient assassinée et je m'étais réfugié dans la carapace de Numéro Trois. Jusqu'à maintenant. Jusqu'à Yolanda.

La vérité est presque toujours une merde, disait souvent le vieux Trois. *On dit qu'elle te libère. Mais il y a des vérités qui peuvent te tuer.*

Moi, la vérité m'a tué à moitié, il y a deux ans.

Txema, la vérité l'aurait tué cette nuit. Définitivement.

Nous prenons les virages avec une lenteur d'ivrognes précautionneux.

Nous ne sommes pas pressés.

Nous avons besoin de pleurer chacun dans la solitude de nos voitures, et dans une étrange communion, la mort d'une femme qui s'appelait Claudia, qui aimait, vivait avec la férocité d'une panthère et dormait comme un chaton heureux quand la fatigue ou le bonheur la berçait.

25

Je me gare à l'extérieur du camping et par la vitre je dis à Txema que je vais rester un moment ici. Sans une once de défi, il m'informe qu'il va demeurer au camping quelques jours encore, non pas pour m'emmerder, mais pour se reposer. Et si j'avais envie que nous parlions de *l'autre problème* ce serait *off*.

L'autre problème.

Je lui réponds que j'y penserai. Je ne m'inquiète pas du retour lent mais sûr du policier qui veut aller jusqu'au bout de son enquête. Entre nous s'est tissé un lien de sympathie qui ne l'empêchera pas de me prendre en chasse à la première occasion. Parce que désormais il ne se méfiera plus de ses motivations.

Il s'en va et je décide de dormir ici quelques heures, jusqu'au lever du jour. Je ne veux pas retourner à la tente et y retrouver Yolanda. Ou, pire encore, ne pas la retrouver et partir à sa recherche. Je ne veux pas dormir avec elle à l'ombre d'une femme inoubliable que j'essaie d'oublier depuis des années.

Et puis il faut que je réfléchisse.

J'aimerais écarter Beltrán, mais Imperméable Jaune était là, et il devait y avoir une raison. Il ne s'était pas comporté comme un membre de l'Entreprise exécutant un 39 A. Si ç'avait été le cas, il aurait profité de notre pugilat pour nous liquider tous les deux. Sauf s'il savait qu'Arregui était un flic, qu'il ait demandé des instructions et qu'on lui ait dit de ne pas intervenir. Mais il n'a pas demandé d'instructions. Il s'est borné à nous observer, avec inquiétude au début, puis avec un certain intérêt à la fin. A nous observer et à fumer. Si je pouvais me rappeler l'image dévoilée par la flamme du briquet, la photographie fugace d'un visage sous le capuchon. Je la sens qui rôde autour de moi, elle s'approche, mais s'échappe au dernier moment. A quoi cela me servirait-il ? Je connais plusieurs Numéros de l'Entreprise, mais pas tous.

J'ai sommeil.

La fatigue pèse plus que la culpabilité, mais je ne veux pas dormir parce que j'ai peur des rêves qui m'envahiront après cette étrange nuit. Toutes les questions que je réussis à ne pas me poser pendant la journée guettent, prêtes à m'assaillir depuis l'épaisseur de mes rêves.

Peut-être avec l'aide de la chimie.

Je conserve dans ma mallette des calmants dont nous nous servons parfois pour nous faciliter la tâche. Il est plus facile de livrer un colis si ça ne renvoie pas à un assassinat, mais à une surdose de somnifères. Si bien que je me décide à adjoindre à la nausée due à l'excès de bourbon et de coups de poing quelques cachets de couleur rouge qui rappellent les bonbons et autres friandises qu'aimait un petit garçon qui rêvait d'être un capitaine pirate et qui n'a gagné qu'un pansement sur l'œil et une montagne de questions. Je les compte soigneusement pour ne pas me tromper et pendant que j'absorbe le dernier je me dis que, dopé et seul dans ma voiture, je suis une cible facile pour ceux, quels qu'ils soient, qui me cherchent. Je prends alors une de ces décisions astucieuses et imparables qu'on adopte quand on ne peut ni ne sait réfléchir clairement ; il faut que je sorte de la voiture, que je cherche un endroit éloigné où me reposer. Un endroit où ils ne puissent pas me trouver jusqu'à ce que je redevienne une acceptable machine à tuer ou à me défendre. Je pense à la grotte cadeau de Camilleri, mais arriver jusque là-bas me paraît une prouesse irréalisable. Alors je me déshabille, je cache les clés de la voiture, et je pénètre dans le camping. Mais, au lieu d'aller en direction des tentes, je marche vers la côte, à la recherche de l'endroit où mes ennemis ne pourront pas me trouver. D'en haut, j'aperçois la plage où, il y a à peine quelques heures, j'ai recommencé à ressentir et à me sentir, emmêlé dans les jambes de Yolanda, comme avant entre celles de Claudia. Les gens ne sont pas des miroirs, mais parfois on se regarde en eux, on se lit et on se comprend. Il faut aller plus loin, je me rends compte maintenant que la grotte de Camilleri se trouve dans l'autre direction, le chemin était moins escarpé. Impossible de revenir sur mes pas. Je ne peux rien faire d'autre que suivre le tracé des falaises et écouter le murmure des vagues qui frappent les rochers, écouter les mots d'écume qu'elles inventent, les noms que je croyais avoir réussi à oublier, écouter leurs voix qui m'appellent d'en bas entre les rochers déchiquetés et répètent les noms de mes quinze morts en un chuchotement si attirant que je sais que si je me penche je me verrai enfin ; tomber d'une hauteur ridicule comme une pierre de trente-neuf ans ; découvrir que je ne sais plus nager et que je suis redevenu un enfant appelé Osvaldo qui va mourir englouti par les eaux, pendant que les géants, son père et sa mère, se mélangent à l'abri d'une calanque galicienne. Dans chaque coup contre les rochers, dans chaque bulle d'air qui s'échappe s'envole un nom oublié jusqu'à ce qu'il ne me reste plus de morts et que j'appelle les vivants avalant eau et larmes salées, Leticia, Leti, Antonio, Tony, Yolanda et Claudia qui s'entremêlent par moments puis se séparent, pendant que le vieux Numéro Trois, mon mort numéro quinze, me rappelle que *tu as toujours voulu nager et pas te mouiller et ça, mon gars, c'est impossible.*

Je coule.

C'est ce qui pourrait arriver de mieux mais je n'ai pas le temps de me dire que c'est ce que je mérite parce qu'il ne me reste plus assez d'air pour me repentir. Les courants me poussent et me tirent, ils sont si forts que c'est presque bon de me laisser faire, il n'y a rien de plus puissant que ces doigts de mer, rien qui puisse m'arracher à ce va-et-vient vers le fond, toujours vers le fond, jusqu'à ce qu'un courant contraire m'attire, me soulève et m'arrache de l'eau dans une lumière encore grisâtre. Avant de m'évanouir je regarde Arregui dans les yeux et je lui dis :

— Merci, papa.

Je reviens à moi. Je suis dans un bungalow qui n'est pas celui de Yolanda. C'est presque le même, mais certains aménagements en font quelque chose de plus confortable que ceux des employés. Il y règne une bonne odeur de café.

La présence d'Arregui à côté de moi me convainc de me montrer plus affaibli que je ne le suis en réalité. Malgré les rideaux tirés, les rayons du soleil qui filtrent dans les interstices indiquent que la fin d'après-midi n'est pas loin. Le visage de l'inspecteur ne ressemble plus à celui de mon père. Il me tend un *mug* de café et attend sans rien dire.

— Je n'ai pas voulu me suicider, je déclare après quelques minutes d'une voix qui est presque la mienne.

— Je sais. Tu n'es pas du genre à vouloir te tuer, Juan. Mais tu as quelque chose à résoudre, il me semble que tu es en train de te noyer dans un tourbillon dont personne ne peut te sortir. Que toi.

Je m'assieds et demande l'heure. Il est cinq heures et demie. J'ai faim et je le dis. Arregui propose d'aller chercher quelque chose au restaurant. Je le remercie et ferme les yeux. Il n'est plus là quand je les rouvre.

Je me lève et je vais fouiller dans le placard, entre les vêtements d'été.

Je cherche dans tous les tiroirs et je finis par trouver.

Une enveloppe jaune et à l'intérieur un paquet de photos.

Quelques-unes sont anciennes, d'autres récentes et je suis sur toutes. Parfois je porte une perruque, parfois c'est mon allure et la couleur de mes cheveux qui changent. Sur les photos les plus anciennes on me voit avec Claudia, sortant d'un bar, entrant dans un théâtre ou dans son immeuble. Les plus récentes, au contraire, ne montrent pratiquement rien qui puisse m'inculper de quoi que ce soit, mais sans doute assez pour qu'un inspecteur sagace se pose des questions.

Beaucoup de questions.

Je remets tout en place et je retourne m'étendre, parce que je sais que je reviendrai à un moment ou un autre. Mais j'ai un doute, je me relève et vais regarder dans le placard de la cuisine et dans le petit frigo. Comme je m'en doutais, il y a de quoi improviser un petit-déjeuner délicieux, avec une collection de boîtes et de conserves de qualité. Arregui est un homme du Nord et il sait manger. Et faire la cuisine. Il n'avait pas besoin d'aller au restaurant. Pas tout de suite.

Il m'avait laissé seul pour que je cherche.

Pour que je trouve.

Pour que je sache qu'il sait ou qu'il soupçonne.

Je retourne sur le lit et je profite du temps qu'il met à revenir pour réfléchir. Je n'arrive à aucune conclusion, mais je m'attarde sur les franges des rêves que j'ai faits avant de me réveiller. Ce n'étaient pas des rêves, plutôt des souvenirs dont j'ignorais l'existence, des ébauches de révélations imminentes. La flamme d'un briquet allumant une cigarette à l'abri d'un capuchon jaune sous la pluie.

Arregui revient et nous mangeons en silence.

Je le remercie et, comme il ne me quitte pas des yeux, je lui dis :

— Il est possible que je veuille bientôt parler avec toi, Txema. D'abord avec toi. Après, peut-être, avec l'inspecteur Arregui.

Il hoche la tête et ça suffit. Je dois affronter une réalité qui n'a cessé de me menacer et de m'obliger à la regarder en face. Soudain ma nudité à laquelle j'étais presque habitué me gêne. Je demande un pantalon à Arregui. Affronter la vie ou la mort complètement à poil est peut-être chargé de symbole, mais c'est inconfortable.

Je laisse mes pas me conduire au hasard, j'ai besoin de ma tête pour mettre en ordre les bribes d'informations qui étaient sur le point de me révéler quelque chose lors de mon dernier rêve.

Tout était réuni, je pouvais tout concentrer, comme j'avais retrouvé il y a un instant le souvenir flou du visage sous le capuchon jaune.

J'ai presque pu tout revoir.

Mais presque. Seulement.

Je fais le tour du bungalow de Yolanda, de la caravane de Tony, de notre petit campement de famille déstructurée, et j'hésite devant la caravane de Camilleri. Peut-être saurait-il me conseiller avec son habileté à concevoir des scénarios romanesques. Je doute qu'il me soit utile en ce moment. Il me l'a dit lui-même, il y a des occasions où les livres ne servent à rien.

Quelque chose doit arriver et vite, quelque chose qui défasse ce nœud de questionnements et fasse apparaître la pièce qui manque.

Quelque chose sans retour.

C'est arrivé.

Je le comprends en voyant l'expression terrifiée de Leticia qui court à ma rencontre sur le chemin de terre, sans se préoccuper de ses seins qui tressautent ou de son élégance oubliée dans sa course. Ce n'est plus elle, avec tout ce que j'ai aimé un jour et ce que j'ai aussi détesté. C'est quelqu'un d'universel, une femme terrorisée qui hurle entre les larmes :

— On a enlevé les petits, Juan, nos enfants, Juan, nos enfants !

26

— C'est bien de savoir se contrôler, mais attention à ne pas en faire trop, mon gars, me disait souvent le vieux Numéro Trois. Un type qui gâche son *self-control* pour être sûr de son image quand il va acheter des cigarettes ou descendre la poubelle, ce type, qui ne doute de rien dans le quotidien, se chiera dessus le jour où il devra affronter un vrai danger. Et ce n'est pas facile de sauver ta vie quand tu t'es chié dessus, parce que tu sens que ta vie empeste.

Comme presque toujours, le vieux Numéro Trois avait raison. Ces derniers jours où j'ai été en proie à ces doutes qui m'ont gardé sous tension mais dispersé sont maintenant derrière moi. Je ne doute plus, tout est clair. Et ce qui reste sans réponse n'a pas en ce moment beaucoup d'importance.

J'emmène Leticia un peu plus loin entre les arbres et je l'oblige à me regarder dans les yeux pour qu'elle se calme :

— As-tu parlé à quelqu'un d'autre, à Beltrán, à quelqu'un ?

— N-non. Ils m'ont dit de n'en parler qu'à toi, que, si je prévenais la police, les enfants le paieraient, je…

— A quel moment ont-ils appelé la première fois ?

— Il y a deux heures. Je ne me suis pas inquiétée avant, je les croyais à la plage ou…

— Beltrán est de retour ?

Il va arriver. Il a eu un contretemps avec la voiture, cette nuit, et…

— Appelle-le sur son portable. Tout de suite.

Avec une docilité rare chez elle, Leticia obéit sans poser de questions, elle compose le numéro du juge et me passe le portable.

Je m'éloigne, un peu, pour qu'elle n'entende pas les détails de la conversation, mais qu'elle perçoive le ton de fermeté qui ne m'abandonnera pas tant que mes enfants ne seront pas à l'abri. Je ne suis pas en train d'aller acheter des cigarettes. Je ne suis pas en train de descendre la poubelle. Quelque chose de plus important que ma vie est en jeu. Et je ne pense pas me chier dessus.

Comme le disait Camilleri, parfois les livres ne servent à rien. Il faut que j'oublie les manuels de l'Entreprise, que j'écrive mon propre scénario.

Quelques mots suffisent pour que le juge se rende compte que c'est grave et qu'il ne doit pas se servir de ses fonctions pour prendre la moindre initiative. Bientôt, Leti et Antonio seront presque ses enfants.

— Ne viens pas au camping, Gaspar, je lui ordonne. Et d'abord commence par te débarrasser de tes gardes du corps…

— Je suis venu sans protection, Juan. Leticia et moi, nous nous sommes mis d'accord. Nous avions envie d'intimité…

— Bien vu, mais ça ne veut pas dire qu'on ne te surveille pas sans que tu le saches. Agis normalement.

Achète une petite valise n'importe où, rends-toi dans un bon hôtel de Carthagène et demande deux chambres, comme si vous comptiez passer quelques jours là avec les enfants. Puis sors faire un tour, essaie de semer d'éventuels suiveurs et pars chercher quelque chose dans un des petits bleds des environs. Il y a des maisons louées pour les weekends par leurs propriétaires. Ne passe pas par une agence. Quand tu auras trouvé le bon endroit, attends onze heures du soir, appelle le portable de Txema Arregui, dis-lui où tu es. Il t'amènera Leticia et les enfants.

— Et pourquoi est-ce que je ne peux pas appeler directement ce numéro, celui de Leticia ?

— Parce que ce téléphone a une mission plus importante en vue.

Un petit bip et un message sur l'écran m'indiquent que j'ai un autre appel mais je continue. Qu'ils attendent. Je sais pourquoi ils m'appellent. Le juge est partagé entre l'obéissance automatique que lui impose le ton de ma voix et la peur d'une faute qu'il aurait commise. Les gens qui ne font jamais rien de mal s'en inventent toujours une, au cas où…

— Je ferai ce que tu me dis, Juan, mais tu ne penses pas qu'ils les ont kidnappés à cause de moi ?

— Tu n'as rien à voir avec ça, juge. C'est à moi qu'ils en veulent. Txema t'expliquera quand ils te rejoindront. A propos, tu as une arme, n'est-ce pas ?

— Oui. Je me suis beaucoup entraîné, mais je ne sais pas si…

— J'espère que tu n'auras pas à te poser de questions, Gaspar – je m'éloigne un peu plus pour que Leticia ne puisse m'entendre. Autre chose : je t'ai toujours admiré, mais si tu dois te dégonfler, il vaut mieux me prévenir maintenant. Si tu laisses ma famille en rade et que je sors vivant de ce bordel, il n'y aura pas de garde du corps qui puisse te protéger, monsieur la star des juges…

— Ne me fais pas chier, Juan. Je ne comprends peut-être pas ce qui est en train de se passer, mais il est évident que tu sais ce que tu fais. A propos, je ne sais pas si c'est le moment, mais, d'après ce que tu as l'air de dire, peut-être n'y en aura-t-il pas d'autre.

— Vas-y, Gaspar.

— Je t'avais donné rendez-vous hier soir pour te dire que je voulais proposer à Leticia que nous nous mariions et je voulais que tu sois le premier au courant. Ça t'ennuie ?

— Au contraire. Maintenant je sais que tu vas te défoncer pour les miens, parce que ce seront aussi les tiens. Tu peux compter sur ma bénédiction, comme on dit, Gaspar. Mais ne me demande pas d'être témoin : je pleure toujours aux mariages.

Je raccroche.

Leticia me regarde avec un effarement si évident que je n'ai pas besoin de lui donner d'explications :

— Plus tard, si on a le temps, je te raconterai tout. Et sinon, les autres te raconteront. Maintenant soyons pratiques. Quand est-ce qu'ils t'ont appelée pour la dernière fois ?

— Il y a une heure. Ils étaient nerveux, c'était la quatrième fois…

Le portable sonne et cette fois je ne m'éloigne pas. Leticia a le droit de savoir.

— Juan Pérez Pérez, j'annonce.

— Enfin ! s'exclame une voix avec un drôle d'accent. C'est sérieux, monsieur Pérez.

— C'est une bêtise et nous allons régler ça tout de suite. Passe-moi un de mes enfants ou je raccroche et je débranche mon portable.

— Mais... Vous n'avez pas l'air de comprendre la situation, nous...

— Passe-moi mon fils. Passe-moi mon fils ou il n'y aura pas de discussion. Et s'il n'est pas avec toi, va le chercher, donne-lui le téléphone et rappelle-moi après. On négociera à ce moment-là.

— Ici, les conditions c'est nous qui...

Je raccroche.

Les yeux de Leticia sont deux pleines lunes : l'une prête à me tomber dessus avec une rage meurtrière, l'autre disposée à faire ce que je lui dis.

Je lui demande une cigarette d'un geste et elle court vers la tente. En fait, je n'ai pas envie de fumer, mais je voulais voir si elle risquait de me poser des problèmes. Elle revient avec deux cigarettes allumées et s'assied à côté de moi sur le gazon. De loin, nous avons sûrement l'air d'un couple paisible et encore jeune, jouissant des dernières heures de l'après-midi avant de se réfugier sous la tente pour s'aimer avec plus d'enthousiasme que de routine. Comme nous l'avons été quelques fois.

— Et s'ils n'appellent pas ?

— Ils appelleront, Leticia, ils appelleront. En fait, ils sont en attente d'instructions. Mais ils appelleront et très vite. Tout ça a à voir avec mon vrai métier, que tu ne connais pas. Et là, je suis le meilleur. Je sais que dans le passé je t'ai déçue, mais...

— C'est moi qui ai voulu inventer une ombre plus imposante que celle de mon père. Tu ne m'as jamais rien promis, Juan.

— Eh bien aujourd'hui, je te promets que je ramènerai les enfants.

— Tu sais où ils sont ?

— C'est possible, mais l'important c'est que je sais qui les retient et je crois que je sais ce qu'ils veulent en échange.

— Tu crois ?

Avant que sa confiance naissante ne disparaisse, le portable sonne, je réponds. C'est la voix d'Antonio. Il n'a pas l'air inquiet. Il ne veut pas avoir l'air inquiet. Bien mon fils :

— Salut, papa. Ils ne nous ont rien fait, mais ils ont de sacrés pistolets. Je ne peux pas te dire où on est, mais je veux que tu saches que je me sens en sécurité parce que je sais que tu vas nous sauver. J'ai découvert ces jours-ci que tu étais quelqu'un de très spécial pour moi ; très très spécial…

Ils lui enlèvent le téléphone et sa voix est remplacée par la précédente, avec son accent étranger si marqué qu'on dirait un accent d'opérette :

— Tu lui as parlé. Maintenant, à nous. Tu l'as ?

— Je l'ai. Mais je ne l'ai pas sur moi. Tu ne l'as peut-être pas remarqué, gros malin, mais on est dans un camp de nudistes…

Il souffle. Je crois que je peux entendre le bruit que font les rouages de son cerveau. Ce ne sont pas des rouages bien huilés :

— Tu l'auras quand ?

— A minuit. Pas avant. A minuit, tu m'appelles et on met l'échange au point. Ne me rappelle pas avant l'heure, parce que je ne répondrai pas. Et si tu touches à mes enfants, tu mettras tellement de temps à mourir que ça te donnera celui d'apprendre l'espagnol et quelques autres langues en plus.

Je raccroche. La main tendue de Leticia attendait que je lui passe le téléphone, mais ses protestations s'évanouissent quand je lui dis :

— Je sais où ils sont.

— Il faut avertir Gaspar et la…

— Personne. Gaspar sait déjà ce qu'il doit faire. Toi, tu vas occuper ton temps à démonter le camp et tout mettre dans ta voiture. Attends l'appel du juge. Il te dira ce que tu dois faire. Et dès que tu as les enfants, tu te tires d'ici vite fait. Tu as compris ?

Elle m'embrasse et part suivre mes instructions. Tout en m'éloignant pour me préparer, je me dis que notre couple aurait marché si au lieu de me cacher au fond de moi-même je m'étais montré à Leticia sans masques ni mensonges.

Mais il est trop tard pour penser à ça. Trop tard pour presque tout. J'ai juste assez de temps pour ébaucher une paire d'alliances douteuses et pour un adieu, avant de respecter la seule promesse qui m'importe. Pendant que je cherche le bungalow d'Arregui, je pense à mon fils et je m'autorise la naïveté de me sentir fier de lui. Même si je n'arrive pas à m'en sortir, Antonio ne souffrira pas de mes incertitudes.

Et puis il m'a dit que j'étais pour lui quelqu'un de très spécial.

Il me l'a dit deux fois.

27

Tout dire à Txema Arregui est un risque calculé. Pour commencer, je sais qu'il me soupçonne mais il n'a encore rien fait contre moi. De plus, j'ai décidé que, s'il se plaçait sur un plan flic formel, je le laisserais hors de combat avant qu'il puisse réagir. Parce que nous ne serions pas en train de nous battre pour une femme qui a été plus à lui qu'à moi, mais pour mes enfants. Ça fait très mélo, mais c'est aussi vrai que je ne me sens pas nerveux. Je ne peux pas me le permettre.

Il me reçoit comme s'il m'attendait, prépare deux verres de Four Roses et nous nous asseyons. Il écoute en silence le résumé de ce que je fais, de mes activités, de la situation telle qu'elle se présente et de mes plans. C'est un résumé incomplet, mais, après tant d'années à ne pas dire la vérité, une demi-vérité c'est presque trop pour moi. Quand je me tais, il prend son temps avant de parler :

— Le plus important ce sont les enfants. Si tu sais où ils les cachent, je peux lancer un appel et…

— Non, Txema. Ce sont mes enfants et la dernière chose que je souhaite c'est de voir débouler un tas de mecs qui ont vu trop de films, déguisés en Ninjas et armés jusqu'aux dents.

Il réfléchit, boit une gorgée et acquiesce :

— C'est bon. Mais je vais avec toi.

— Je dois y aller seul. Ils ont besoin de moi vivant, sinon ils m'auraient déjà liquidé. Ça me donne un léger avantage et c'est tout ce qu'il me faut. Tu me seras plus utile si, quand les enfants arriveront au camping, tu les conduis avec Leticia auprès du juge Beltrán et que tu assures leur protection.

— Oui, mais…

— Tout va se passer autour de minuit. Si à minuit et demi les enfants ne sont pas là, ça voudra dire que ça n'a pas marché et tu pourras faire ce que tu veux.

— D'accord. Je suppose que j'aurais fait pareil, si ç'avait été mes enfants, si j'en avais eu…

Nous buvons un peu plus, à petites gorgées, des points de suspension dans une conversation pleine de questions non formulées.

— Si ton plan fonctionne, après… Je ne sais pas si j'aurai la possibilité de laisser tomber, Juan.

— Je ne te le demande pas. Une fois que ma famille sera à l'abri, donne-moi vingt-quatre heures, ou quarante-huit, au cas où ils me surveilleraient. C'est le temps qu'il me faut pour leur fausser compagnie et récupérer ce que je crois qu'ils veulent, si ce que je pense est juste. Et quand je l'aurai remis à Beltrán, tu pourras faire de moi ce que tu veux, inspecteur Arregui.

— Ça ne te va pas trop de jouer les martyrs, Juan. Sauve tes enfants et sers-toi de ces quarante-huit heures pour confirmer ta théorie et pour disparaître du pays, ou ce que tu voudras. Passé ce délai, si tu es toujours là, je serai obligé de te poursuivre.

Nous nous regardons dans les yeux le temps de sept battements de cœur et je lui demande, bien que je connaisse la réponse :

— Pourquoi ?

— Pour Claudia. Et parce que j'en ai ma claque d'avoir à décider ce qui est bien et ce qui est mal. Et parce qu'il est probable que les chefs de ton Entreprise travaillent pour les miens et vice versa. Un de ces jours, je laisserai tomber toute cette merde et je monterai un cabinet d'enquêteur privé. Espionner les cornes des autres est beaucoup plus simple...

Nous buvons encore un verre, parce qu'il n'y a plus grand-chose à se dire.

— Minuit c'est dans trois heures, Juan. Tu veux te reposer un peu ?

Je me lève, je lui tends la main et, à ma surprise, il me la serre chaleureusement.

— Merci, Txema, mais j'ai encore quelque chose à faire. Je dois dire adieu à un rêve.

Elle ouvre la porte et se jette dans mes bras. Son soulagement ne peut être feint. Même si le reste l'est. Elle est nue comme ce premier après-midi sur la plage, mais elle me regarde de la même façon que le lendemain de la nuit sous la tente : elle veut plus, même si elle sait que ce n'est pas possible. Elle m'embrasse encore et encore et je me demande si elle le fait pour noyer mes questions dans le désir ou pour retenir le temps. Je me laisse faire bien que tout cela soit absurde. Mais je ne peux rien faire d'autre dans les deux prochaines heures. Et je ne veux rien faire d'autre que m'abandonner dans Yolanda, dans son corps plein de secrets qui ne me menacent pas, tandis que ses autres secrets, quels qu'ils soient, se réfugient honteusement dans les coins du bungalow et nous tournent le dos, épiant dans le miroir comment nous nous mélangeons jusqu'à ne plus former que deux êtres qui se cachent pour devenir un seul double, sans duplicité.

Je renonce, cette fois en toute conscience, aux astuces de l'entraînement. J'ai besoin de sentir et de savoir, de retenir les saveurs et les sons, avec l'imperfection parfaite d'un amant mort d'amour qui sait que c'est la dernière fois.

Après, quand nous reprenons notre souffle, un souffle émaillé de baisers, elle essaie de parler mais je l'en empêche. Je lui ferme la bouche de mes lèvres et j'invente un nouveau jeu, puéril, pour retarder les confessions, ou alors parce que j'ai peur d'un nouveau mensonge. Je pense qu'elle comprend mes intentions, ou que son organisme impose une visite aux toilettes. Le réveil indique qu'il me reste trente-cinq minutes avant de mettre mon plan en pratique, et la part de moi encore imprégnée de Yolanda propose de reprendre nos adieux humides et chauds comme des larmes.

Mais c'est maintenant l'heure de me servir de ma tête et pas forcément de cette tête.

Yolanda revient de la salle de bains encore humide des brumes de la douche, elle me trouve debout et habillé :

— Pourquoi ? demande-t-elle comme une petite fille qui regarde le ciel le premier jour des vacances et y aperçoit de lourds nuages. Ou le dernier jour.

— Parce que nous ne pouvons pas continuer ce jeu, Yolanda. Si tu t'appelles Yolanda. Je sais que tu n'es pas l'un d'eux, mais je ne sais pas qui tu es. Et je n'ai pas le temps de m'y attarder. Tu dois t'en aller maintenant. Ça devient dangereux pour tout le monde, mais au moins, eux et moi, nous savons à quoi nous jouons.

— Juan, je…

Elle m'embrasse et pleure un peu. Ce n'est pas du cinéma. Je l'écarte de moi sans brusquerie, je recule jusqu'au placard et je lui montre ce que je viens de trouver, ce que je savais que je trouverais. Un imperméable jaune qui garde encore entre ses plis de minuscules rigoles de la pluie d'hier soir dans la ruelle à côté de *The End*.

— Je t'ai vue hier soir, mais je ne pouvais pas ou je ne voulais pas admettre que c'était toi, jusqu'à il y a un petit moment. Ils t'ont bien éduquée, mais il est évident que ce n'est pas l'Entreprise qui t'a formée. Le coup de l'allumage de la cigarette sous ton capuchon, c'était un hasard ou tu voulais que je te reconnaisse ?

— Je ne sais pas. Je t'ai suivi parce que j'avais peur que tu ne sois en train de foncer dans un guet-apens, et puis je vous ai vus vous battre sous la pluie, en hurlant le nom d'une femme… Tu dois me croire, Juan.

— Je te crois, mais ça n'a pas d'importance. Tu dois t'en aller. Ta mission, quelle qu'elle soit, est terminée. J'ai des choses à faire. Des choses qui concernent ma vie et d'autres vies bien plus importantes que la mienne. Je ne peux pas me permettre le luxe d'avoir à me méfier de quelqu'un que je ne pourrai jamais tuer.

Elle s'écarte de moi pour voir mes yeux. Pour bien les voir.

— Alors, toi aussi ?

— Oui. Moi aussi. Mais ça ne change rien. Promets-moi de partir dans moins d'une demi-heure. Si c'est vrai que je compte pour toi, promets-le-moi.

— Je te le promets. Mais je continue à être Yolanda. Et je continue à vouloir plus.

J'ouvre la porte et je la regarde avant de sortir. Pour la première fois depuis que tout ça a commencé, je sais qu'il existe quelque chose de plus vrai que n'importe quel doute. Et je n'y peux rien.

Moi aussi, je voulais plus, Yolanda. Mais je ne crois pas avoir jamais l'occasion de te le prouver.

28

Il est onze heures moins cinq et je fume appuyé contre un arbre, pendant que les nudistes passent, habillés de vêtements aux couleurs gaies qui les changent de la nudité du jour qui s'achève. Même moi, j'ai cédé à la coutume du lieu, même si ce n'est pas pour les mêmes motifs. Je porte des baskets et une large chemise sous laquelle je cache la mallette de la voiture, mais j'ai toujours le pantalon de jogging qu'Arregui m'a prêté comme un grigri naïf pour m'assurer que l'inspecteur respectera notre accord. J'ai mis dans la banane ce dont j'ai besoin pour mettre mon plan à exécution, pas grand-chose en fait. J'arrête de me repasser ma tactique en boucle car plus je l'analyse, plus j'en découvre les failles, et chacune de ces failles pourrait engloutir mes enfants. J'avais refusé l'aide d'un policier intransigeant qui sait se battre et d'une jeune fille athlétique et amoureuse. Pour venir mendier l'appui d'un écrivain septuagénaire qui n'est pas encore rentré dans son bungalow. Et encore si j'arrive à convaincre Camilleri de m'aider. Dans un moment il reviendra du restaurant où il aura dîné et du bar où il aura pris un digestif. J'espère qu'il n'en aura pris qu'un, j'ai besoin qu'il soit sobre. Mais le vieil épicurien n'est pas arrivé à son âge pour faire attention aux excès, et je le vois approcher, pensif, imaginant peut-être une nouvelle intrigue romanesque avec sa précision mathématique. J'attends qu'il rentre chez lui et je frappe à la porte.

— Juan, quelle surprise, dit-il en me voyant. Entrez, entrez. Que vous est-il arrivé ?

— Je me suis cogné contre le passé, professeur. Et c'était un passé drôlement dur.

Il comprend que je ne m'étendrai plus sur le sujet et il se lance dans son rôle de bon amphitryon.

— Et alors où en êtes-vous de votre roman ? demande-t-il en fouillant dans le placard.

— Ce n'est pas un roman, professeur, c'est ma vie. Et ce n'est pas une métaphore.

Il met un moment à comprendre, ouvre la bouche et revient avec une bouteille de *grappa* et deux verres. Je couvre le mien de ma main. Plus d'alcool pour cette nuit.

— Racontez-moi ça, demande le professeur après avoir vidé son verre d'un coup.

Je raconte.

Pas toute l'histoire, seulement ce que je veux qu'il sache : mon rôle dans l'Entreprise, le piège confus de ces derniers jours, le rapt d'Antonio et Leti. Après les conversations avec Beltrán, Leticia, Arregui et Yolanda, j'ai la sensation d'être l'acteur d'une œuvre dramatique, qui répète chaque soir le même monologue et qui à chaque représentation enlève ou ajoute quelque chose pour éviter l'ennui. Sauf que je le fais pour que chacun d'entre eux joue son rôle dans une œuvre que j'improvise au fur et à mesure. Et quand le rideau tombera, peut-être ne me relèverai-je pas.

— Je tombe des nues, cher Juan. Et le pire c'est que tout colle, mais si j'avais écrit quelque chose comme ça dans un de mes romans, la critique m'aurait fracassé pour cause d'invraisemblance.

— Ma critique personnelle est en train d'essayer de me fracasser, professeur.

Camilleri surmonte son excitation, réfléchit et me demande :

— Corrigez-moi si je me trompe, Juan, mais eux, ceux de cette... de votre *entreprise*, ont enlevé vos enfants et vous demandent quelque chose en échange.

— C'est ça.

— Et vous avez ce qu'ils veulent.

— C'est ça, je mens sans hésitation, parce qu'en réalité je n'en ai qu'une vague idée, quelques pièces qui se sont emboîtées pendant mon sommeil dans le bungalow d'Arregui. Mais si je veux demander à un vieux bonhomme de s'embarquer dans une mission probablement suicidaire, il faut que je lui offre quelques certitudes.

— Et pourquoi ne faites-vous pas l'échange afin de récupérer vos enfants ? Je sais que ce n'est pas la solution la plus littéraire, mais enfin...

— Je ne peux pas, professeur. Je ne leur fais pas confiance. Si je leur donne maintenant ce qu'ils veulent, non seulement ils m'élimineront, mais ils tueront également mes enfants.

— Et alors ?

— Je leur donnerai ce qu'ils veulent, mais je veux d'abord retrouver mes enfants. Et vous allez m'aider.

Il s'étrangle avec sa *grappa*, mais il me regarde et voit que je suis sérieux.

— J'ai besoin de vous, Camilleri. Ce sera sans doute risqué pour vous, mais si vous faites ce que je vous dis, le danger sera minime. S'il vous plaît.

Le vieux professeur retrouve son calme, soupire et repose le verre de *grappa* qu'il vient de remplir à nouveau :

— Eh bien, cher Juan. L'heure est peut-être arrivée de vivre en vrai ce que j'écris depuis des années. Mais j'y mets une condition : quand tout sera fini, vous devrez me donner l'autorisation de m'en servir pour un nouveau roman. Peu importe le nombre de fictions que j'ai publiées ; j'ai toujours rêvé d'écrire une chose comme ça, quelque chose de réel, même si le lecteur ne peut y croire un seul instant. Quel est votre plan ?

Si quelqu'un nous voyant nous éloigner de la zone habitée savait ce que nous allions faire, il ne penserait pas à un film d'action, mais plutôt à une comédie médiocre. Moi, avec un pansement sur l'œil, la gueule encore défoncée par les coups d'Arregui et une légère claudication que je n'avais pas encore remarquée. En plus, le pantalon de jogging de l'inspecteur est trop grand pour moi. Quant à Camilleri, une fois convaincu, il n'a pas pu résister aux topiques du genre, et il s'était habillé, sans se soucier de la chaleur, d'un pantalon et d'un pull à col roulé noirs, s'imaginant en voleur vieillissant ou espion à la retraite, toujours séduisant. Ses cheveux blancs et son visage semblent flotter dans l'obscurité pendant que nous grimpons sans précipitation et sans bruit vers la grotte. Tout à l'heure, il s'est indigné quand il a appris que son refuge secret ne l'était plus tellement, et il a applaudi à l'astuce d'Antonio pour me faire comprendre à quel endroit ils sont retenus. Il a protesté aussi contre la bêtise des kidnappeurs et a ri quand j'ai émis l'idée qu'il s'agissait peut-être de stagiaires d'été, d'apprentis assassins engagés pour de petits salaires, envoyés se faire la main pendant les vacances. Ce n'est pas ce que je crois. Mais je ne peux pas tout lui dire. Ce que je crois c'est que quelqu'un s'est planté en haut lieu, quelqu'un de si haut placé qu'il a la possibilité de monter une opération couverture, mais ne peut quand même pas se permettre de faire appel aux meilleurs Numéros, parce que ça risquerait d'arriver aux oreilles des grands chefs. Quelqu'un ayant suffisamment de pouvoir et de cruauté pour ne pas hésiter à tisser cette toile d'araignée autour de moi. Quelqu'un comme le Numéro Deux. Ce n'est pas une supposition. C'est une conclusion. Et une mauvaise nouvelle. Cette certitude me donne un petit avantage supplémentaire et insignifiant. Mais un avantage, quand même.

Avant d'atteindre l'esplanade, je me retourne vers Camilleri :

— Vous vous rappelez ce que vous devez faire, professeur ?

— Oui. Ce n'est pas très compliqué et tout le risque est pour vous.

— Pas tout, pourquoi vous raconterais-je des histoires. Prenez, dis-je en lui tendant mon portable poignard. Si quelque chose tourne mal, appuyez sur les touches deux, cinq et astérisque et une lame d'acier jaillira de ce côté. Vous pourrez vous défendre avec. Mais, pour l'instant, rangez-le dans la pochette pour ne pas risquer de vous tromper de téléphone.

Nous rions nerveusement, comme si nous étions sur le point de commettre une blague d'étudiants. Avant d'arriver à la grotte, je me penche pour voir si quelqu'un monte la garde. Personne. J'en conclus que Numéro Deux a vraiment fait appel à des stagiaires. De la grotte arrivent les voix aiguës de mes enfants mêlées à d'autres plus graves et énervées. Je n'ai pas l'impression que les petits soient inquiets et j'imagine Leti mettant les nerfs de leurs gardiens à rude épreuve. Quelques minutes avant minuit et la voix à l'accent étranger leur ordonne de se taire. Camilleri et moi nous postons comme prévu : lui debout au centre de la plateforme, à une dizaine de mètres de l'entrée de la grotte et moi caché derrière la roche qui s'élève à côté.

Nous attendons. Le professeur tient dans sa main le portable de Leticia, celui sur lequel quelqu'un, pas loin, est en train de composer le numéro.

Le portable sonne, une mélodie irritante qui se fait entendre à l'intérieur de la grotte.

— Maman ? demande Leti, étonnée, en reconnaissant la sonnerie.

La voix masculine lâche un juron en suédois et son propriétaire sort en courant sur l'esplanade. C'est mon plan, si simple qu'il pourrait fonctionner et qu'il fonctionne. Un kidnappeur débutant appelle pour demander la rançon et le portable sonne à la porte de sa cachette. Comme c'est un imbécile, il sort voir ce qui se passe. Sven a l'air surpris en voyant un vieux monsieur debout au milieu de l'esplanade, mais ce qui le surprend encore plus c'est le coup que je lui donne sur la tête avec une pierre plate et ronde. Il tombe et je le pousse dans un coin, car je vois apparaître Sofia un pistolet à la main et avec elle ce ne sera pas aussi aisé qu'avec le Suédois. Ça ne l'est pas. Elle devine ma présence et se retourne mais j'arrive à atteindre son arme avec la pierre, je ne la frappe pas en plein sur la main comme je l'aurais voulu, même si le pistolet vole à deux ou trois mètres. Sofia rugit et se jette sur moi, je recule et, plutôt que répondre à son attaque, je fais semblant de fuir. Elle m'atteint d'un coup sur la nuque qui n'est pas assez fort pour m'abattre mais presque. Je me laisse quand même tomber et j'entoure ses jambes de mes bras. Nous roulons, nous éloignant ainsi de l'entrée de la grotte. Je me redresse juste à temps pour recevoir un coup de pied douloureux dans la jambe, je continue à reculer. Elle est si furieuse qu'elle ne se rend pas compte de ma manœuvre, les enfants oui, j'aperçois du coin de l'œil Antonio tirant sa sœur par la main, chercher le chemin qui mène à la descente. Camilleri me regarde, paralysé, je lui adresse un geste tout en effleurant la joue de Sofia avec mon poing. Je ne lui fais pas mal, mais sa colère augmente, elle veut me tuer et ne voit pas que les enfants s'enfuient. Le professeur réagit et les rejoint comme nous l'avions prévu. Je ne distingue que des bribes d'images, des photogrammes mêlés aux points lumineux qu'allument les coups de Sofia. Encore quelques mètres, ils sont presque arrivés à la descente et je réussis à envoyer mon poing dans le sein gauche de Sofia. Ça ne lui fait pas mal. Rien ne semble lui faire mal, mais les enfants et Camilleri sont presque sauvés. Presque seulement. Sven se dresse, leur coupant la route, et Sofia essaie de m'atteindre à la jambe blessée. Je ne pourrai pas m'occuper des deux à la fois, pas dans ces conditions, le sauvetage des enfants dépend de Camilleri, ce qui veut dire qu'ils sont perdus, mais non, parce que le professeur tapote sur les touches de mon portable et d'un seul geste tranche la gorge du Suédois avec la dague, il tombe, cette fois-ci, pour ne plus se relever. Je vais bientôt le suivre, mais peu importe, les enfants et mon vieil ami ont disparu dans la descente, dans quelques minutes, ils seront sous la protection d'Arregui et j'essaie de gagner du temps en lançant contre Sofia des coups qui ne réussissent qu'à l'irriter un peu plus. Elle cherche mon œil abîmé, je l'évite en me détournant, mais je perds en efficacité. Je suis fatigué, non pas par ce combat, mais par tous ceux de ma vie, fatigué de ne servir qu'à tuer et jamais à vivre, fatigué d'être, derrière tous mes masques, Juanito Pérez Pérez, Juanito c'est tout. Sofia se rend compte que je faiblis et lâche un rire de triomphe. Elle recule un peu et ramasse le portable dague que Camilleri a laissé tomber dans sa fuite :

— Tu crois que c'est fini là ? dit-elle sans dissimuler son accent hongrois. Je me fous de la mission, je vais t'éliminer. Et puis je vais éliminer tes enfants.

Elle jouit en me racontant les tortures qu'elle va leur infliger. Elle me dit aussi qu'elle a eu envie de me tuer dès qu'elle m'a vu parce qu'elle a compris que je ne la désirais pas, mais ils ne l'ont pas laissée faire. A présent, elle va en finir avec moi et gratuitement.

Je me suis servi de ma tête et de mes mains. Pas très efficace. Il faudrait maintenant utiliser mes couilles, selon le vieux Numéro Trois, mais, au lieu de ça, je m'accroupis, je l'implore et je pleurniche.

Sofia se sent gigantesque au-dessus de moi et se sait invincible. C'est ce qui la perd. Je m'appuie sur ma bonne jambe et j'allonge la mauvaise dans un balayage qui atteint sa cheville d'appui, la fait trébucher et c'est tout ce dont j'avais besoin. Je saute sur son autre pied, je lève les bras et bloque le sien dans une prise aussi sèche que le bruit que fait son coude en se brisant et le mouvement contraire avec lequel j'amène sa main armée contre son corps. Si c'était un roman de Camilleri, Sofia, entraînée par son poids, s'empalerait elle-même en tombant sur la dague du portable, se tuant sans le vouloir en un acte de justice poétique. Mais ce n'est pas un roman et c'est moi qui me sers de l'inertie de son mouvement pour enterrer la dague dans son sein gauche qui était né petit et meurt énorme et faux.

Je la pousse dans la pente de la colline, dans la direction contraire à celle qu'ont empruntée les enfants. Symboles. J'ai la nausée et j'ai du mal à reprendre mon souffle. Je m'assieds par terre au centre de la plateforme et je regarde le ciel. Si Arregui a fait ce que je lui ai demandé, les enfants et Leticia doivent avoir maintenant quitté le camping. Je me sens fier. De moi, d'eux. Et même du vieux professeur. Ça n'a pas été un combat cinématographique, mais ça m'aurait plu qu'il soit filmé.

Je ne suis pas le seul à le penser. Trois applaudissements lents, compassés, ironiques, le confirment.

Je me retourne doucement parce que je ne veux pas voir.

Je croyais avoir compris la raison de tout ça, mais je me trompais.

A l'entrée de la grotte, le spectateur privilégié a cessé d'applaudir. Entre ses mains, il tient fermement un pistolet qu'il pointe sur moi tandis que je me relève.

L'homme qui a commandité ma mort et tout ce fatras de mensonges.

Le premier officier du bateau pirate que je n'aurai jamais.

Tony. Mon meilleur ami.

29

— Qui a dit qu'il n'y avait pas de justice, Juan ? Bien sûr qu'il y en a une. Et si tu n'y crois pas, regarde-nous. Moi, boiteux et borgne depuis tant d'années et toi aussi, même si c'est provisoire, bien que ça puisse devenir définitif dans un petit moment. J'ai toujours pensé que la mort était en fait une éternité immobile, et celui qui meurt en riant garde son rire pour toujours, même s'il arrive à le détester, même s'il pleure à l'intérieur. C'est pareil pour celui qui meurt vaincu, il demeurera vaincu pour l'éternité. Et donc, après cette merveilleuse prestation d'amour paternel, tu vas mourir vaincu, boiteux et borgne.

— Alors tu as toujours su… ?

— Que tu m'avais volé un œil d'un coup de fronde et une jambe d'un coup de revolver ? Bien sûr.

— Mais je l'ai fait pour…

— Pour me protéger, pour m'aider, je le sais, Juan, je le sais – il me parle comme à un petit enfant démuni. Tu voulais m'aider. Tu as toujours voulu m'aider. Tu crois que je te hais à cause de mon œil et de ma jambe ? Je t'ai toujours haï, depuis que nous nous connaissons, tu étais le petit garçon parfait, le plus agile, le plus fort, le leader ! Que me restait-il à moi ? Le poste de premier officier, ton second à bord, l'ami maladroit et un peu nigaud.

— Tu es fou, Tony, on était des enfants…

Je voudrais lui raconter toutes ces années où j'ai expié pour le mal que je lui avais fait, mais ça ne servirait à rien, sa haine est si dense qu'on pourrait la pétrir. Une vieille haine, rance et stupide, à cause de laquelle je vais mourir. Il sait se servir d'un pistolet et, à cette distance et dans cet état, je ne peux rien faire. A part savoir.

— Je ne comprends pas, toi, l'Entreprise, comment ?

— Ah, Juan, Juan. Tu as toujours été un peu lent, même si j'étais le seul à m'en rendre compte. Tu crois donc aux coïncidences ? Quand tu m'as volé ma jambe, je travaillais pour une multinationale pharmaceutique, tu te souviens ? Et quand l'Entreprise t'a recruté, quelle couverture t'a-t-elle offerte ? La même multinationale. Tu n'as jamais pensé à ça ? C'est moi qui ai suggéré qu'on t'engage, au vu de ton habileté légendaire au tir, dont je peux témoigner. Je travaille pour la même entreprise que toi, mais dans une autre branche.

— Une autre branche ?

— Oui. Je dois presque te remercier, parce que, après l'histoire du Retiro, ils se sont intéressés à mes inventions et m'ont recruté. Investigation et développement. La plupart des armes et gadgets que tu utilises depuis des années ont été inventés par moi ou sont sortis de mon laboratoire. Comme cet agenda que tu tiens entre tes mains.

Je baisse les yeux pour voir si c'est vrai, je ne sais pas à quel moment je l'ai sorti de ma sacoche. Tony n'a pas l'air inquiet. Au contraire, il se régale.

— C'est l'une de mes meilleures créations : elle ne bipe pas dans les aéroports, elle est mortelle et précise avec ses dards empoisonnés… mais pas à cette distance, Juanito, et tu le sais. En plus, tu sais aussi que, s'agissant de moi, tu te plantes toujours.

Il a raison. Ça m'est un peu égal de mourir, mais que ça m'arrive de cette façon, pour une histoire de rancœur enfantine, c'est grotesque. C'est vrai que le vieux Numéro Trois m'avait prévenu, le vrai danger est ridicule. Et j'ai été ridicule tous ces jours passés, bêtifiant avec Yolanda, voulant jouer au père compréhensif et moderne. Tony a dû bien se marrer dans mon dos.

— Donc tu as contacté l'Entreprise pour me… mais pourquoi seulement maintenant ?

— Parce que j'attendais que tu commences à t'effondrer et que tu as mis du temps. En vérité, je l'ai demandé plusieurs fois, mais tu leur étais utile, la foutue star de l'Entreprise, comme toujours. Si bien qu'il m'a fallu proposer un tarif bien supérieur à ceux qui se pratiquent d'habitude et en plus… j'ai dû forcer un peu la situation, jusqu'à ce qu'ils se décident. Un poste comme le mien, dans l'Entreprise, n'attire pas l'attention et me laisse le loisir de collectionner un grand nombre de données très utiles quand je veux manipuler les gens. Ta femme, par exemple. Il y a deux ans que j'espionne son ordinateur et je sais ce qu'elle aime, pas comme toi. J'ai été au courant de son affaire avec le juge depuis le premier mail qu'ils ont échangé, et ça ne m'a rien coûté de la faire venir ici avec une fausse invitation VIP au nom de Juan Pérez Pérez et madame. J'étais sûr de ce qu'elle ferait : ne rien te dire et amener son nouvel homme au camping. Tu n'imagines pas comme je me suis marré à l'idée de la tête que tu allais faire en les retrouvant ici, dans la tente voisine de la tienne...

Il change de jambe, s'appuie sur l'artificielle, sans cesser de me viser fermement. Il jouit.

— Et le coup de la voiture, Tony ?

— Coïncidence ! Quand Leticia a mis une annonce pour vendre la Mercedes, j'ai été le premier client, le plus généreux. Mais assez de questions, Juan. Nous en sommes là. Boiteux contre boiteux. Borgne contre borgne. Chacun de nous armé, bien que nous sachions tous les deux que c'est toi qui vas mourir. Et tu sais comment ? Comme un traître de pirate, je vais te faire passer sous la quille, capitaine.

Je comprends très vite. Il veut me faire sauter depuis le surplomb de la falaise, pour que je me fracasse sur les rochers en contrebas, entre les vagues. On dirait bien que c'est comme ça qu'il me sera donné de mourir. Les fois précédentes, dans mon enfance et il y a quelques heures, n'ont été que des répétitions. Il avance d'un pas. Il connaît parfaitement la portée du pistolet à air comprimé dissimulé dans l'agenda et sait que, à partir des cinq mètres de distance, sa précision est réduite de moitié.

— Sauf si tu préfères que je te tire dans le ventre et que je te jette moi-même à la mer, Juan. C'est toi qui décides.

— Tu avais raison, Tony.

— En quoi ?

— Tu me faisais de la peine, avec tes complexes de gamin maigrichon et ton besoin de te faire remarquer, ton faux courage pour cacher que tu n'étais qu'un trouillard... Pour toutes ces raisons, tu me faisais de la peine. Et tu continues à m'en faire.

Il écarte les jambes et tend les bras. Il tremble de rage. Le pistolet est toujours pointé sur mon estomac.

— Ah oui ? Et maintenant, maintenant, qui est le perdant, Juan, qui fait pitié ?

Il va tirer.

— Toi. Comme toujours, Tony.

J'actionne l'agenda depuis ma hanche. Je n'ai qu'une chance et je n'oublie pas que j'ai toujours raté quand il s'est agi de Tony. Mais ça n'arrivera pas cette fois-ci.

Le dard l'atteint dans le cou et il le remarque à peine en tirant sur moi. Je me jette sur le côté. Il a compris, mais n'a pas le temps de recommencer. Le venin est très rapide et Tony tombe comme un arbre, mort avant même de toucher le sol.

Je le fais rouler jusqu'au bord du surplomb et le laisse tomber.

Ce n'est pas une vengeance. Ce sont les funérailles marines de mon premier officier.

En ébauchant un salut militaire incongru de la main gauche, je heurte sans le vouloir mon œil pansé.

Je m'étonne en arrivant en bas de voir que personne n'est parti. Les enfants courent vers moi et se jettent dans mes bras. Leticia sourit, reconnaissante, et Arregui me regarde avec ironie. A moins que ce ne soit du soulagement. Camilleri est un peu à l'écart, il ne veut pas participer à cette scène qui pour les campeurs ne serait rien d'autre que les retrouvailles avec un papa retenu quelques jours en ville pour son travail. Personne ne s'est rendu compte de ce qui s'est passé à seulement quelques centaines de mètres.

— Pourquoi tu ne les as pas emmenés ? je demande sans colère à Txema.

— Putain, tu m'as dit d'attendre minuit et demi, explique-t-il sur un ton faussement innocent et je me réjouis qu'il ne m'ait pas obéi.

Je souris au professeur et je le remercie d'un geste qui n'a pas besoin d'explication. Il a tué pour sauver mes enfants et ça n'a pas de prix. J'explique aux enfants qu'ils doivent partir avec leur mère et M. Arregui, que pendant quelque temps nous ne nous verrons pas et que peut-être ils entendront dire de vilaines choses sur moi.

— Brésil, me chuchote Leti à l'oreille, comme si elle n'avait pas entendu ce que je disais.

— Quoi ?

— Le voyage, à Noël, tous les trois, ça sera au Brésil. Après, peut-être le Pérou, je meurs d'envie de connaître le Machu Picchu, et puis, pourquoi pas Buenos Aires, tu m'apprendras à danser le tango, tu dois sûrement savoir.

— D'accord.

— Ah ! A propos, je ne l'ai pas fait.

— Quoi, ma chérie ?

— Le truc du sexe, avec Borja. C'est un idiot et comme tu me l'as dit, il n'y a pas d'urgence…

Un soulagement contradictoire me parcourt et avant que j'aie le temps d'improviser quelque sentence paternelle, toujours dans un chuchotement, Leti complète sa phrase :

— Je le ferai quand on sera au Brésil. Tu sais ce qu'on dit des Noirs…

Antonio, qui me semble avoir grandi depuis le début de ces vacances, s'approche de moi et me serre dans ses bras.

— Moi, je m'en fous de ce qu'on dit de toi. Tu es mon papa.

— Tu as été formidable, tout à l'heure au téléphone, quand tu m'as fait comprendre où vous étiez.

— En plus, c'est vrai, papa. Très très spécial.

Il me tend la main, et, malgré la solennité puérile de son geste, ça n'a rien de comique.

Je la lui serre et lui transmets à l'oreille le meilleur conseil qu'on m'ait jamais donné :

— Si un jour tu te sens cerné, Antonio, sers-toi d'abord de ta tête. Après, de tes mains. Et si rien ne marche, sers-toi de tes couilles, fiston.

Avant de s'en aller, Arregui s'approche de moi et ce n'est pas la peine qu'il me le dise :

— Je sais, Txema : j'ai quarante-huit heures, pas une de plus. Après ça, tu me files le train. Si tu n'as pas de nouvelles de moi pendant ce délai, demande à mon fils qu'il te donne un conseil.

Il me regarde sans rien dire, plus Arregui que jamais.

— Et merci. Pour tout, lui dis-je ému.

— Laisse tout tomber et barre-toi, couillon.

— Tu me conseilles de ne pas faire mon devoir de citoyen, inspecteur ?

— Va te faire foutre, murmure-t-il et il me serre dans ses bras. Prends soin de toi.

Leticia descend de la voiture et ne trouve pas de mots. Mais à la place un long baiser, plein de passion, un baiser comme avant, qui n'ouvre aucune vieille porte, mais la referme juste sans bruit.

Je reste au milieu du chemin jusqu'à ce que les lumières des voitures disparaissent derrière les tentes.

Camilleri m'attend devant l'arbre.

— A propos, avez-vous dîné, cher Juan ?

— Maintenant que vous le dites, non. Vous pensez qu'on nous servira encore quelque chose au restaurant ?

Dans quelques heures il faudra que je parte, mais, en ce moment, j'ai envie d'un bon dîner et peut-être de deux ou trois verres avec Camilleri. Tout en marchant vers le restaurant, je mets mon bras autour de son épaule :

— Vous savez quelque chose, professeur ? Ça pourrait être le début d'une grande amitié.

— Il me semble que j'ai déjà entendu cela, Juan. Mais, après ce que nous venons de vivre cette nuit, je doute qu'on nous assassine pour un simple plagiat.

ÉPILOGUE

Les cieux se sont ouverts et
de la bave est tombée dans mes bras
comme un sac de pommes de terre et dedans
une carte à gratter et dessus
Try again.
Vous verrez : c'est ce que je fais.

VICTOR SERRA MATUTE,
Mon destin dans un sac de patates.

Je suis arrivé à Madrid quand la matinée commençait juste à s'animer avec la circulation réduite de l'été, je me suis dirigé vers l'appartement que je louais sous un faux nom depuis deux ans. Ce n'était pas un des appartements de l'Entreprise et, pour autant que je puisse l'affirmer, ils n'en connaissaient pas l'existence. J'ai pris une douche, j'ai dormi les trois heures et demie que je pouvais m'autoriser. Et puis j'ai rempli un sac de sport avec mes armes, mon passeport, quelques vêtements et tout ce dont j'avais besoin pour changer d'apparence une demi-douzaine de fois.

Je suis descendu dans la rue et j'ai pensé à Yolanda.

Je penserais toujours à elle quand il ferait chaud. Ou quand il ferait froid.

J'ai secoué la tête, je suis descendu dans le métro et suis remonté un moment plus tard sur la Gran Vía. Je suis rentré dans une grande librairie, j'ai ignoré les étalages des best-sellers, sur lesquels s'empilait le dernier succès éditorial, avec son titre tellement commercial qu'il ne m'avait absolument pas donné envie. Peu importait le livre : je n'avais pas l'intention de lire, mais j'avais envie de me venger de toute cette campagne publicitaire en fouinant entre les tables de nouveautés et les douzaines d'étagères qui se battaient pour attirer de potentiels lecteurs. J'ai fini par choisir un livre intitulé *Aller simple*, premier roman de Carlos Salem, auteur inconnu et extravagant à en croire la quatrième de couverture. Au moins ce type n'était pas un présentateur télé, ni un homme politique se prenant pour un romancier, ni une pétasse prête à raconter ses pipes *people* comme s'il s'agissait de prouesses. Le livre avait la bonne taille, et quand je l'ai glissé dans l'enveloppe capitonnée il s'est placé de lui-même dans le fond. Je suis redescendu dans les dédales du métro et en suis sorti près de l'endroit que je cherchais. Dans le bureau de la messagerie express, j'ai écrit sur l'enveloppe mon adresse et le nom d'un faux expéditeur, et j'ai réglé en espèces l'envoi urgent, moins deux heures pour la remise. J'ai cherché une station de taxis et avant de monter je me suis assuré que je n'étais pas suivi. J'ai donné au chauffeur une adresse qui l'obligerait à passer devant mon appartement de célibataire, avant qu'il me laisse au coin de la rue. Je n'ai rien vu d'inquiétant et j'ai calculé qu'il me restait assez de temps pour un bon petit-déjeuner. Bien que je sois venu dans ce café une douzaine de fois, le serveur n'a pas reconnu le client habituel de l'immeuble d'en face qui venait régulièrement prendre un café sans sucre. Le déguisement était efficace et, plus important, inédit. Je ne m'en étais jamais servi pour l'Entreprise. Je me suis assis à une table près de la fenêtre et, pendant que j'attendais le livreur et que je surveillais la porte de mon immeuble, je repensai à ma conversation de la nuit précédente avec Camilleri.

Nous mangeâmes de bon appétit et savourâmes nos verres avec la lenteur des derniers moments. Pendant le dîner nous discutâmes de livres, d'art et de femmes et nous finîmes en parlant de Yolanda.

— Un beau tableau cette jeune fille, Juan. Je crois l'avoir déjà dit.

— Un beau tableau sur lequel je n'aurai pas l'occasion de laisser la moindre trace de pinceau, professeur. Elle est partie il y a quelques heures. Pour toujours.

— Elle avait quelque chose à voir avec...

— Non, ai-je menti. C'était juste un amour de vacances que le hasard a mêlé à cette vilaine affaire. Comme vous.

Nous trinquâmes et Camilleri ne put continuer à dissimuler son inquiétude.

— Cette nuit nous avons eu de la chance, Juan. Mais il me semble que ces gens ne vont pas se donner pour vaincus si facilement. Pensez-vous leur remettre ce qu'ils veulent, maintenant que vos enfants sont à l'abri ?

— Je ne sais pas, professeur, je ne sais pas.

— Ce serait plus raisonnable. Votre sort est déjà joué, mais pas celui de vos enfants. Vous voulez qu'ils passent leur vie cachés sous de faux noms ?

— Vous savez que vous avez raison, Camilleri ? Je vais aller chercher ce qu'ils veulent tellement, je me planterai devant Numéro Deux, je le regarderai dans les yeux et je lui dirai : Tiens, c'est ce que tu voulais, maintenant nous sommes en paix.

Il approuva d'un signe de tête et s'étonna de me voir chercher quelque chose dans ma banane.

Je levai les yeux, le regardai et dis :

— Je regrette. Je n'ai pas ce que tu veux sur moi. Nous ne sommes pas en paix, Numéro Deux.

Le livreur est arrivé à l'heure prévue, il a appuyé plusieurs fois sur le numéro de mon appartement et, n'obtenant pas de réponse, il a sonné chez le concierge. Le vieil Alberto est sorti de son pas fatigué et a pris l'enveloppe avec cet air d'indifférence que je connais si bien. Le livreur est parti et pendant le temps qu'a duré cette opération je n'ai rien remarqué d'anormal, ni entre les quelques clients du bar, ni dans les voitures garées. Apparemment la voie était libre, mais j'ai attendu un peu plus, je ne voulais pas rencontrer le concierge.

J'ai ouvert la porte de mon appartement, craignant que tout ce calme ne soit qu'apparent, l'appât du piège parfait, et qu'à l'intérieur la mort ne m'attende. Il n'y avait personne chez moi. Tout était en ordre. Je me suis arrêté au milieu du salon et j'ai souri en me souvenant du vieux Numéro Trois. Il aurait adoré voir la tête de Camilleri quand il s'est vu découvert.

Pendant une seconde, il essaya de se composer une expression acceptable d'étonnement ou d'indignation, mais il comprit que ça ne marcherait pas et il opta pour un sourire élégant :

— Tu es plus intelligent que je ne le croyais, Numéro Trois. Comment m'as-tu soupçonné ?

— Je préfère que nous continuions à nous dire vous, comme quand nous nous entendions bien.

— Vous avez raison, Juan. En plus, ce n'était pas feint, ces derniers jours je me suis vraiment attaché à vous.

— Il y a des amours mortelles, Numéro Deux. J'ai soupçonné tout et tout le monde, depuis le début. Ce n'est pas ce que vous souhaitiez ? M'embrouiller tellement que je finisse par accepter de négocier. Et comme je ne l'ai pas fait, comme je me suis rebellé, vous avez improvisé le rapt de mes enfants qui, vous devez le reconnaître, a été une connerie impardonnable.

— Qu'est-ce que vous voulez, on ne trouve plus de personnel compétent de nos jours...

— De tous ceux qui m'entouraient ici, dans le camping, vous étiez le seul qui ne semblait pas être une menace pour moi. Donc vous deviez être le responsable. En plus, l'Entreprise a un dossier très complet du profil psychologique de chacun de nous. Il était évident que, en ce qui me concerne, mon point faible était l'absence d'une figure paternelle. Et qui pouvait représenter cette figure, plus parfaitement que le vénérable professeur

Camilleri ? A propos, ne me dites pas que c'est votre vrai nom...

— Non. C'est l'adaptation du nom d'un excellent écrivain sicilien de romans noirs. Je pensais que vous le connaîtriez.

— La Forme de l'eau, L'Excursion à Tindari, L'Odeur de la nuit, La Peur de Montalbano... *Je continue ?*

Numéro Deux sourit et j'ai failli le retrouver sympathique.

— Je vous l'ai dit, je vous ai sous-estimé. Mais vous avez couru un très grand risque cette nuit, en m'emmenant avec vous à la grotte...

— Au contraire. Vous étiez ma garantie de surprise. Le coup du portable n'était pas très important, mais quand ils sont sortis et qu'ils ont vu que c'était leur chef qui l'avait à la main... C'est pour ça que je suis venu vous voir au dernier moment et que je suis resté à côté de vous jusqu'en haut pour que vous ne puissiez pas les prévenir. Si je m'étais trompé sur vous, j'aurais au moins bénéficié de l'aide d'un charmant vieux monsieur. Si c'était ce que je croyais, vous auriez été de toute façon obligé de jouer le jeu jusqu'au bout, car il n'était pas question qu'ils me tuent tant qu'ils n'auraient pas ce qu'ils voulaient.

— J'aurais pu emmener vos enfants...

— Et on aurait tout recommencé, mais au moins ils ne seraient pas restés entre les mains de ces deux amateurs. D'autre part, vous avez fait disparaître le plus petit doute sur votre identité.

— Quand ?

— Quand vous avez ouvert le portable pour égorger le Suédois. Je vous avais donné un chiffre

en moins dans la combinaison des touches, mais vous l'avez quand même actionné.

Il leva son verre et nous trinquâmes.

— Je reconnais que vous m'avez eu, Numéro Trois. Et ce n'est pas facile.

— Ça dépend, lui ai-je répondu. Je ne suis pas le seul qui vous ait eu.

D'abord, il faut se servir de sa tête, me disait toujours le vieux Numéro Trois. Puis les mains et, si ça ne fonctionne pas, se servir de ses couilles. Il n'y a pas d'autre façon de faire.

J'ai suivi son conseil.

Je me suis planté devant l'horrible idole de bois, son dernier cadeau, apporté d'une quelconque destination touristique africaine, et j'ai essayé de faire tourner sa tête.

Elle n'a pas bougé.

J'ai poussé vers le haut et elle n'a toujours pas bougé.

J'ai appuyé sur l'ornement qui couronnait la chevelure du totem et j'ai entendu un chuintement presque imperceptible.

J'ai observé les mains et j'ai remarqué l'endroit où les poignets étaient fixés aux avant-bras. Ils semblaient taillés dans la même pièce de bois, mais quand j'ai essayé de les faire tourner, les bracelets ont bougé et le même petit chuintement s'est fait entendre.

En souriant, j'ai palpé les énormes organes sexuels de l'idole cette fois encore sans hésitation : je les ai attrapés à deux mains et j'ai tiré vers le bas. Le chuintement s'est fait plus précis, et un mécanisme simple et efficace s'est mis en marche. La bouche aux grosses lèvres s'est écartée de la tête puis s'est ouverte comme un rudimentaire plateau de lecture de CD.

Et, cachés à l'intérieur de ce petit tiroir, sont apparus un morceau de plastique et un morceau de carton.

Le plastique était une carte à mémoire capable d'héberger des milliers de pages et de données.

Le carton était une vieille carte postale jaunie, gardée là Dieu sait depuis quand. Elle n'était pas signée mais j'ai reconnu l'écriture du vieux Numéro Trois. L'écriture était plus récente que la carte postale, elle ne devait avoir que quelques mois. Et, plus que lire les mots, il m'a semblé entendre la grosse voix bougonne, qui disait :

— *Ne fais pas attention à ce qu'ils disent, mon gars. La mort est une sacrée putain de bonne chose.*

— *Que pensez-vous faire à présent, Numéro Trois ? Nous pouvons encore arriver à un arrangement. L'Entreprise peut vous garantir...*

— *Rien. Et à vous non plus. Ce n'était pas une opération montée par l'Entreprise, mais par vous. C'est pour ça que vous avez engagé ces amateurs et que vous avez fait semblant d'accepter la commande de Tony...*

— *Quel Tony ? Ah, Antonio Capitán ! Ce type vous en voulait à mort, Juan.*

Je me rappelai, tant d'années après, que le nom de Tony, condamné à n'être que mon second à bord, était Capitán. Et je ne pus réprimer un sourire. Mais un sourire amer.

— Vous avez perdu quelque chose et vous ne voulez pas qu'ils le sachent, tous les Numéros Un de l'Entreprise qui vous élimineraient sans hésitation. C'était pour ça tout ce cirque...

— Je l'admets. Il y a un peu moins d'un an, un fichier très important a disparu de mon ordinateur et j'ai mis longtemps avant de savoir où il était...

— Chez le vieux Numéro Trois, qui en avait marre et voulait se retirer...

— Exact. Je n'arrive toujours pas à comprendre comment il a réussi à l'avoir. C'était un bon technicien, mais...

— Ce n'est pas lui. C'est Antonio Capitán, son inventeur de gadgets, lui qui vous a volé votre fichier et l'a fait arriver entre les mains du vieux Trois. Quand il a voulu négocier son départ, vous m'avez donné l'ordre à moi de le tuer, pour vous assurer que je n'étais pas mêlé à l'affaire. Comme le fichier n'a pas reparu, il était logique que vous pensiez qu'il était en ma possession. Après tout, personne n'ignorait que nous étions très proches. Vous voyez, une autre figure paternelle. Fruste et putassière, mais une figure paternelle. De plus, Capitán aura sûrement manipulé quelques données pour vous faire arriver à cette conclusion. Tout pour vous convaincre que je devais être éliminé.

— Drôlement retors, votre ami. Bon, mais c'est le passé. A partir de maintenant...

— Laissez tomber, professeur. Là-haut il y a trois morts que vous ne pourrez pas dissimuler à l'Entreprise. Quatre si on compte Numéro Treize. A propos, pourquoi l'avoir tué ?

— Parce qu'il se doutait de la même chose que vous, même s'il n'est pas arrivé si loin.

— Le problème c'est que, en plus des cadavres, il y a Arregui et le juge Beltrán qui en savent suffisamment et ne sont pas faciles à éliminer. Et même si vous y arrivez, les Numéros Un le sauront. Il nous faut changer de boulot, professeur. Tous les deux. Pourquoi ne partez-vous pas en Sicile, vous connaîtriez enfin cette île qui vous tente et vous pourriez écrire les romans dont vous parlez tellement ?

— Il se peut que je le fasse, Juan. Pourquoi pas ? Vous voulez que je vous raconte quelque chose de drôle ? Toute cette histoire a commencé à cause d'une connerie. Tant de données concernant des meurtres et des opérations, dormant, sans aucune utilité littéraire... J'ai recopié dix ans d'opérations, de contacts, de hauts responsables dans le listing du personnel, j'ai tout regroupé dans mon ordinateur dans l'idée de les utiliser quand je prendrais ma retraite, en changeant les noms et les lieux, bien sûr... Je ne sais pas comment votre ami Capitán a été au courant...

— Il a piraté votre ordinateur. Mais ce n'est pas important. Suivez mon conseil, professeur, vous avez encore le temps...

— Combien de temps ?

Je regardai ma montre :

— Disons quarante-six heures. Ou plutôt quarante-cinq, comme ça nous avons le temps de boire un dernier verre. Qu'en pensez-vous, Camilleri ?

Le vieux professeur appela d'un signe le serveur.

Le cybercafé était à moitié vide et je me suis dit qu'il ne devait pas faire beaucoup de bénéfices dans ce quartier de Salamanque, où les snobs qui y vivent ont un ordinateur portable pour tous les jours et un autre design pour les fins de semaine. J'ai branché le lecteur de carte à mémoire que j'avais acheté en chemin et j'y ai inséré le rectangle en plastique qui avait causé tant de morts. Une fenêtre s'est ouverte sur l'écran et des centaines de fichiers sont apparus. J'en ai ouvert quelques-uns au hasard et j'ai eu la confirmation que Camilleri n'avait pas exagéré : c'était de la dynamite. Des opérations, des gens achetés, des connexions avec des entreprises. J'ai renoncé à aller plus loin parce que je n'avais pas tellement de temps et ce n'était pas ce qui m'intéressait. J'ai ouvert ceux qui, au vu de la date, pouvaient coïncider avec des opérations me concernant, et je les ai effacées les unes après les autres, comme si ce geste pouvait annuler ce qui avait été fait. Ça n'était pas possible et je le savais, si bien que j'ai arrêté. J'ai ouvert les fichiers qui contenaient des données sur les gens que l'Entreprise avait achetés, mais il y en avait tellement que je me suis contenté de faire une recherche automatique sur les seuls noms d'Arregui et Beltrán. Ils ne sont pas apparus, mais ils pouvaient être sur d'autres documents. Ou n'être nulle part, n'être que ce qu'ils paraissaient : des hommes avec des failles, mais pas à ce point. J'ai décidé de faire confiance, j'ai ouvert deux courriers électroniques gratuits et j'ai envoyé les fichiers de l'un à l'autre pendant deux bonnes heures. Puis j'ai appelé Arregui sur son portable, il a répondu tout de suite. Je lui ai dicté l'adresse de la boîte de réception et je lui ai dit que, si par hasard mon envoi se perdait ou s'il était intercepté, il trouverait la carte à mémoire derrière la chasse d'eau des toilettes du cybercafé.

— Mais dépêche-toi de venir la récupérer, le réservoir des toilettes va bientôt s'effondrer.

— C'est bon. Donne-moi le code secret d'ouverture de la boîte.

— C-o-u-i-l-l-e-s, ai-je épelé.

— C'est noté, mais ça ne va pas faire très classe dans les journaux quand le juge et moi mettrons en place notre opération contre l'Entreprise…

— Ne te fais pas trop d'illusions, Txema. Tu sais bien que vous n'arriverez à en coincer que quelques-uns.

— Ça sera mieux que rien. Qu'est-ce que tu vas faire, Juan ?

J'ai regardé la carte postale jaunie qui montrait une plage tropicale et une mer infinie.

— Je pense à la mort, Arregui. Il paraît que ce n'est pas si mal qu'on croit.

Et me voici, sur la même plage que la carte postale. Pas jaune mais turquoise et dorée.

Il y a une semaine que je suis sur l'île, peu importe quelle île, je n'ai rien fait d'autre que me balader, boire un rhum à la saveur sensuelle et admirer les filles qui se baignent nues dans les criques. Il y a beaucoup de nudisme par ici, mais je garde mon short parce que ça me gêne maintenant.

Trois mois se sont écoulés depuis les vacances au camping de Murcie, mais je ne suis venu ici que lorsque j'ai senti tout danger écarté. Ces temps-ci les journaux de toute l'Europe publiaient des révélations surprenantes sur l'Entreprise et j'ai appris que l'implacable juge Gaspar Beltrán dirigeait une enquête avec d'autres collègues de la Communauté européenne, pour couper les têtes d'une hydre qui en avait beaucoup trop.

Il y a peu de temps j'ai lu dans un petit encadré que l'inspecteur de police José Maria Arregui, plusieurs fois décoré, avait pris une retraite anticipée et que le roi l'avait décoré de je ne sais quel ordre.

J'ai su aussi, en lisant une revue littéraire, que le must de ce Noël sera sans doute le premier roman d'un mystérieux auteur sicilien d'origine espagnole, qui dissimule sa véritable identité sous un pseudonyme aussi banal que Juan Pérez Pérez. Personne ne s'appelle comme ça. Pas même moi, à présent. Peut-être achèterai-je le roman de Numéro Deux, quand il sera publié. Qui sait si je n'y figurerai pas ? A propos, le dernier jour à Madrid, quand j'ai quitté mon appartement, Alberto, le concierge, m'a remis l'enveloppe avec le livre dont je m'étais servi comme leurre pour détecter une possible filature. Je l'avais emporté avec moi en quittant l'Espagne et je l'avais lu pendant le voyage. Il m'a plu, mais je me suis dit que l'auteur devait être un peu fêlé. Tous les écrivains doivent être un peu fêlés. Un des personnages répétait une phrase qui est restée gravée dans ma tête. *Un soldat qui fuit sert une autre guerre.* Je suis en train de la mettre en pratique. Sauf que je ne veux plus de guerres. Pas même contre moi.

Il y a quelques jours, j'ai pris contact avec Beltrán qui m'a proposé l'immunité pour que je puisse revenir. Je lui ai dit que non, mais qu'il pouvait faire quelque chose pour moi. Il doit partir au Brésil avec les enfants et Leticia pour Noël. Puis ils iront au Pérou et peut-être à Buenos Aires. J'ai déjà acheté les billets. Pour les cinq. Le juge et mon ex-femme méritent un voyage de noces, et je pourrais m'occuper des enfants et en même temps servir de garde du corps à Beltrán. C'est un homme bien et il a le mérite de supporter Leticia, pas question que je le laisse se faire descendre.

Et pas grand-chose d'autre. Juste boire tranquillement et attendre.

Un jour une voiture viendra me chercher et il en sortira mon assassin ou quelqu'un qui m'amènera face à la dernière réponse.

Jusqu'à la fin je ne saurai pas ce qui va m'arriver.

Seules les balles le savent.

Une voiture s'arrête devant la terrasse de l'hôtel, presque devant ma table.

Je ne bouge pas.

Un homme brun en descend qui pourrait aussi bien être un homme de main ou un chauffeur de taxi. Il s'approche de moi sans hésitation et m'appelle par le nom qui est le mien ici. Je monte dans la voiture avec lui, nous ne parlons pas pendant la course parce que nous n'avons rien à nous dire. Il me laisse devant une villa coquette mais discrète et s'en va. Je m'avance sur le sentier de pierres qui débouche sur une piscine dissimulée par la maison.

Et là ce n'est pas un groupe de tueurs qui m'attend.

Il n'y en a qu'un seul.

Le meilleur.

Il adopte un visage sévère mais ne peut contenir sa joie de me revoir. Il tousse un peu et de je ne sais où sort une infirmière brune en minijupe qui lui fait prendre un médicament. Quand elle s'en va, il lui caresse le cul comme s'il lui appartenait.

— Tu en as mis du temps, mon gars. Je m'ennuyais à force de t'attendre.

Une autre jeune fille à moitié nue apparaît, portant deux verres, du rhum et d'autres boissons. Le vieux Numéro Trois fait un mélange, me tend mon verre et nous trinquons. Il boit à peine, mais son expression est toujours celle d'un bonhomme capable de vider toutes les caves du monde.

— Tu aurais pu me prévenir, au lieu de me laisser te tuer…

— Il fallait que je sois sûr que ça marcherait et ils ne l'auraient cru que si c'était toi qui le faisais. Je n'aurais pas pu changer les vraies balles contre des balles à blanc pour quelqu'un d'autre que toi. En plus, mon gars, tu avais besoin de suivre ta propre route. Je pouvais te prêter les chaussures, mais la carte c'était à toi de savoir la lire. Et ne te plains pas, parce que je t'ai envoyé une aide de première. Tu as vu Yolanda, elle est belle, pas vrai ?

Je change de sujet.

— Tu savais que tout ça était un plan de Capitán pour me faire tuer ?

— Oui. Il y a quelques années il m'a offert de l'argent pour que je te liquide. Mais ce putain de gros avec son bandeau était un sacré pingre. Il est donc revenu à la charge avec quelque chose qui était susceptible de m'intéresser. Des informations. J'ai lu les journaux. On les a bien eus, hein, fiston ? L'accord c'était qu'il me confiait tout ce dossier de merde pour que je puisse prendre ma retraite sans me faire tuer, et en échange je devais te tuer. Mais j'ai eu une meilleure idée. Pas mal le coup de l'idole, non ?

Il tousse.

— Combien de temps te reste-t-il ?

— Quelques mois. Qui sait. Ici le climat est bon, il y a du rhum, de sacrées belles filles, mais les médecins m'ont l'air de putains de glandeurs. On dirait des mécaniciens, mon vieux.

— Elle est au courant ?

— Tu crois qu'on peut cacher quoi que ce soit à cette poulette ? A cette bougresse…

— Comment as-tu réussi à la faire embaucher dans le camping au milieu de toute cette opération ?

— Parce que le gros m'a averti à temps. Il savait que ma mort était une farce, et il a adoré le bateau que je lui ai monté : si l'Entreprise ne te liquidait pas, c'est ma fille qui le ferait…

— Yolanda est ta fille ? Ce n'est pas ta femme ?

Il s'étouffe de rire et de toux :

— Qu'est-ce que tu es lent, garçon. Tu crois que je t'aurais laissé seul avec ma femme, coureur comme tu es ?

Il voit que je cherche des yeux, entre les arbres et derrière les fenêtres :

— Elle n'est pas là, espèce d'étalon. Et puis, c'est moi que tu es venu voir, non ?

Il se met à parler des missions que nous avons effectuées ensemble et d'autres histoires plus anciennes, qui font partie de sa propre légende.

Je ne l'écoute qu'à moitié.

Je viens de prendre une décision : je resterai ici pour l'accompagner jusqu'à sa mort et puis je partirai.

Je ne sais pas où.

Mais je partirai.

Au milieu d'une histoire de mercenaires il éclate d'un rire qui ressemble plutôt à un râle d'agonie et qui l'est peut-être. Il me donne une claque sur la nuque et pour un moribond il est toujours aussi fort. Presque.

— Va par là-bas, idiot. Prends ce sentier.

Je prends la direction qu'il m'a indiquée et au bout je devine la plage.

Et sur la plage, Yolanda.

Elle est aussi nerveuse que moi, et évite mon regard. Elle porte une robe imprimée et légère, le soleil de tous ces mois a doré sa peau et elle est encore plus belle.

— Salut, me dit-elle timidement. Je ne pouvais rien te dire, Juan.

Je pose ma main sur ses lèvres.

— Ça n'a plus d'importance maintenant. Tu veux toujours plus ?

— Tout ce que tu as, répond-elle. Et toi ?

— Moi aussi. As-tu été un jour au Brésil, ou au Pérou, ou à Buenos Aires ?

— Non. J'adorerais danser le tango. Tu m'apprendras ?

— Sûr. Mais tu devras te mettre dans la queue.

Elle ne comprend pas, mais s'en fiche. Elle court vers la mer tout en enlevant sa robe et je la suis. La plupart des personnes qui sont sur cette plage chic portent d'élégants maillots de bain.

Toi ce que tu veux c'est nager mais pas te mouiller, mon gars, me disait souvent le vieux Numéro Trois.

Je me déshabille et, avant de rattraper Yolanda, je jette mes vêtements au loin, dans les vagues qui vont les emporter.

Je ne pense pas tuer quiconque, d'ici longtemps.

Pas plus que m'habiller.

Je vais juste nager.

Et me mouiller, me mouiller autant que je peux.

FIN.

REMERCIEMENTS

Nager sans se mouiller paraît un an après que mon premier roman a commencé son heureux *Aller simple.*

Il y aurait tant de remerciements, dès lors.

On dit qu'il n'y a pas de première sans seconde.

Nous voici donc.

Merci, alors :

A celle qui m'a découvert en France, Judith Vernant, éditrice au début et amie pour toujours.

Aux libraires, qui ont fait confiance à un auteur débutant, et tout spécialement aux responsables de la librairie *La Renaissance* à Toulouse, *Terminus Polar* à Paris et *Au Bonheur des Ogres* à Lyon.

A l'association 813, qui a choisi *Aller simple* comme finaliste de son prestigieux prix.

A Claude Mesplède, qui a adopté le roman et le romancier.

A ma traductrice "récidiviste" Danielle Schramm, qui a choyé phrase après phrase la traduction.

A l'association Novelpol, qui, en 2009, a élu ce livre meilleur roman policier publié en langue espagnole.

A un maître du genre, Andrea Camilleri, involontaire sosie d'un personnage de cette histoire, qui me rappelle à travers ses livres que le chemin de la simplicité est le plus complexe mais aussi le plus excitant.

Et, bien sûr, à mon éditeur d'Actes Sud, Manuel Tricoteaux, qui a accueilli ce roman avec un enthousiasme de lecteur et une intelligence de professionnel.

Tous ceux-là et beaucoup d'autres que j'oublie (pardon) m'aident à poursuivre l'écriture de ces histoires tristes qui font rire les lecteurs.

Madrid, août 2010.

OUVRAGE RÉALISÉ
PAR L'ATELIER GRAPHIQUE ACTES SUD
ACHEVÉ D'IMPRIMER
SUR ROTO-PAGE
EN SEPTEMBRE 2010
PAR L'IMPRIMERIE FLOCH
À MAYENNE
POUR LE COMPTE DES ÉDITIONS
ACTES SUD
LE MÉJAN
PLACE NINA-BERBEROVA
13200 ARLES

DÉPÔT LÉGAL
1re ÉDITION : OCTOBRE 2010
N° impr. : 77577
(Imprimé en France)